# 湿疫与舌象

## 新冠肺炎中医诊疗

王彦晖　陈少东 —— 主编

化学工业出版社

·北京·

本书精选近 150 张图片，力求以舌诊为主导，用舌象形象思维初步构建新冠肺炎的中医诊疗法。本书主要阐述新冠肺炎与瘟疫，新冠肺炎的病因病机，新冠肺炎诊法，新冠肺炎辨证方法，新冠肺炎中医治则、治法，新冠肺炎诊疗方案，新冠肺炎的预防和调理，新冠肺炎临床医案，新冠肺炎舌象辨证要点专家共识；力求语言简练，执简驭繁，为此次新冠肺炎的防治尽绵薄之力。

本书适合临床中医师阅读参考。

**图书在版编目（CIP）数据**

湿疫与舌象：新冠肺炎中医诊疗 / 王彦晖，陈少东主编 . —北京：化学工业出版社，2020.3
ISBN 978-7-122-36318-3

Ⅰ.①湿… Ⅱ.①王…②陈… Ⅲ.①日冕形病毒-病毒病-肺炎-中医诊断学②日冕形病毒-病毒病-肺炎-中医治疗学 Ⅳ.①R259.631

中国版本图书馆CIP数据核字（2020）第032062号

---

责任编辑：戴小玲　　　　　　　　　　文字编辑：赵爱萍
责任校对：王　静　　　　　　　　　　装帧设计：史利平

---

出版发行：化学工业出版社（北京市东城区青年湖南街 13 号　邮政编码 100011）
印　　装：北京瑞禾彩色印刷有限公司
710mm×1000mm　1/16　印张 9¼　字数 132 千字　2020 年 3 月北京第 1 版第 1 次印刷

---

购书咨询：010-64518888　　　　　　售后服务：010-64518899
网　　址：http://www.cip.com.cn
凡购买本书，如有缺损质量问题，本社销售中心负责调换。

---

定　价：69.00 元

版权所有　违者必究

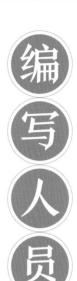

## 顾 问

李灿东　福建中医药大学
杨叔禹　厦门大学附属第一医院

## 主 编

王彦晖　陈少东

## 副主编

何宽其　赖鹏华

## 编写人员

王彦晖　厦门大学医学院
陈少东　厦门大学医学院
何宽其　厦门大学医学院
赖鹏华　厦门大学医学院
许家佗　上海中医药大学
周岳君　浙江中医药大学
梁　嵘　北京中医药大学
王玉洁　厦门大学附属翔安医院
赵　荣　湖北省恩施州民族医院
刘　勇　湖北省恩施州民族医院
向少伟　湖北省恩施州民族医院
丁红平　武汉市洪山区中医医院
詹建福　福建中医药大学附属人民医院
林劲榕　福建中医药大学附属人民医院
朱俊帅　福建医科大学附属协和医院
何东初　中国人民解放军中部战区总医院
文小敏　南方医科大学
辛晓卉　首都医科大学附属北京中医医院
黄献钟　厦门大学附属第一医院
温桂荣　香港荣丰堂中医诊所
崔闽鲁　福建医科大学附属第二医院
钱林超　厦门大学医学院
林庆云　澳门中医学会
赖斯宏　马来西亚槟城中医研究学院
彭永挑　厦门市第五医院

序

    2019 年岁末我国湖北武汉暴发新冠肺炎疫情，随即蔓延至全国及海外，举国上下乃至全球为之关注，中医界积极介入疫情的防控与诊治，取得了可喜的成绩。世界中医药学会联合会舌象研究专业委员会在王彦晖会长的带领下，高度关注疫情的发展，积极参与疫情的防控与诊治，及时推出了《新冠肺炎舌象辨证要点专家共识》，为抗疫临床一线的中医药同道提供了指导和帮助。王彦晖教授领衔的舌诊研究团队，根据抗疫临床一线采集的舌象等病例资料，对新冠肺炎患者的舌象特征进行了深入的研究，并结合多年来对中医湿病的研究积累，及时著成了《湿疫与舌象——新冠肺炎中医诊疗》一书，令我感佩不已。

    我有幸作为世界中医药学会联合会舌象研究专业委员会的学术顾问，经常关注本会的学术动态，参与了《新冠肺炎舌象辨证要点专家共识》的讨论，也希望能为疫情防控与诊治尽自己的绵薄之力。

    《湿疫与舌象——新冠肺炎中医诊疗》一书不仅对新冠肺炎疫情的防控与中医药诊治有重要的帮助，而且对中医舌诊、中医湿病和中医温病温疫等学术领域有较大的推动与提升，值此付梓之际，乐为之序。

李灿东

岐黄学者

福建中医药大学校长

中华中医药学会中医诊断学分会主任委员

2020 年 2 月 26 日于福州

自从 1983 年踏出福建中医学院（现福建中医药大学）校门至今，不知不觉中教了 30 多年的《温病学》，每次讲吴有性（字又可）九传、疫戾、邪伏膜原和积粉苔等概念时总有隔靴搔痒、纸上谈兵的感觉，缺少临床感，不得要领。没想到 2020 年年初的新冠肺炎让我们看到不少的积粉苔，感受到吴又可的九传，见识了邪伏膜原证，让我们领教了瘟疫肆虐。虽然这场瘟疫是会过去的，但我们有责任像吴又可那样，记录这场瘟疫，总结经验，为子孙后代留下有价值的记载和解决问题的方案。

    这场瘟疫错综复杂，不过梳理一下，有常与变两类情况。

    其常者，从传染病学的角度来讲，虽然传播源和传播途径的具体情况仍然有待深究，但是隔离传染源和控制传播途径，是举国共识，也是瘟疫防控的关键。虽然中医门派众多，众说纷纭，但是通过辨证论治，改善易感人群体质，提高抗病能力；通过辨证论治、扶正祛邪、调整阴阳达到治疗目的，是大家的基本共识。这些基本理论、基本方法也是未来防治传染病的基础。

    其变者，在传染病学方面，有关新病毒的来源、传播媒介、未来走向还是争论不休的话题，至于特效抗病毒药物和疫苗仍然是未知数。中医认为，这场瘟疫的病因是六淫属性属于湿的疫疠之邪。湿邪为病，病因病机错综复杂，要求医者必须思路清晰。瘟疫传变快、病情严重，要求医者处方变化要快，才能够跟得上病情的变化节奏，药力要猛，才能够救患者于危重。湿邪来缓去迟的特性要求医者必须在变化中抓住核心，善于守方。湿邪为病通过腻苔初步诊断不难，但是要落实到具体每个患者的个性化辨证论治并不容易。近几十年来，虽然传染病不

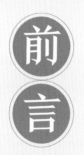

少，但是以湿邪为主，大量出现积粉苔、邪伏膜原和邪气闭肺的瘟疫仅此一次。如果没有当年吴又可的记载和总结，我们辨证论治可能会迷茫得多，因此记载和总结经验具有其历史价值。我们希望新冠肺炎疫情能够像传染性非典型肺炎疫情一样消失，但是湿邪属于来缓去迟的病邪，世界上也有专家预测新冠肺炎有在世界范围内广泛传播的可能，也许全球很多人最终可能被感染，因而，我们也需要做持久战的准备。总结中医药诊疗湿疫的经验非常具有现实意义，也非常紧迫。

我们团队有湿病研究的基础，有世界中医药学会联合会舌象研究专业委员会的全体会员和专家的支持，有许多奋战在抗击疫情一线的临床医师提供的宝贵舌象照片，有出版社大力支持，本书才能整理成册并出版。在此我想对所有废寝忘食、忘我工作的参与者，对所有提供宝贵资料和意见的专家表示衷心感谢。

由于时间仓促，雕琢不足，文笔粗糙，不足难免。前方抗疫战正酣，疫情仍在传播，故临阵磨刀，希望为此战胜利尽绵薄之力。

由于编写时间原因，本书涉及的诊疗方案参照国家卫健委印发的《新型冠状病毒感染的肺炎诊疗方案（试行第五版）》，特此说明。

王彦晖

2020 年 2 月 19 日

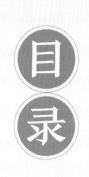

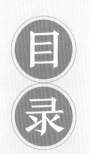

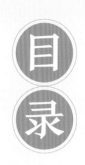

目录

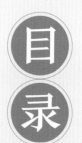

目录

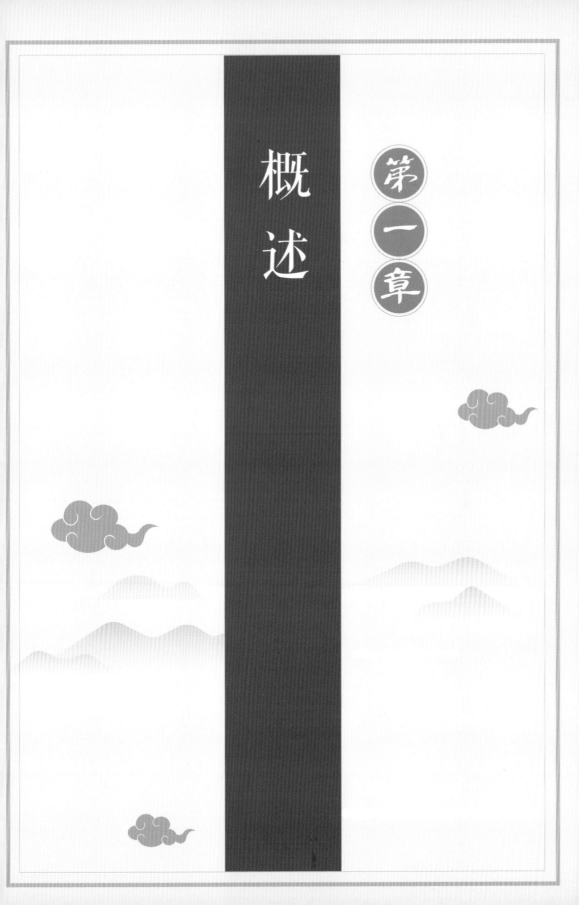

第一章

概述

2019 年 12 月中旬以来，湖北省武汉市陆续发现了多例不明原因的肺炎病例，随着疫情的发展蔓延，我国其他地区及国外相继发现了类似病例。现已证实为一种新型冠状病毒感染引起的急性呼吸道传染病。世界卫生组织（WHO）确认并将其命名为 SARS-CoV-2，该病原体感染所致的肺炎称为新型冠状病毒肺炎，简称"新冠肺炎"，英文名"novel coronavirus pneumonia，NCP"。2019 年新型冠状病毒与 2003 年暴发的 SARS 病毒基因组序列相似度为 80%，与 2017 年 2 月从国内的蝙蝠中采集到的相关基因组序列相似性高，相似度达 88%。可以确认它属于病毒界的"冠状病毒"科、"β 冠状病毒"属、"严重急性呼吸综合征相关冠状病毒"种，广泛地分布于人类和其他哺乳动物中。该病已被证实的传播途径主要是经呼吸道飞沫和接触传播，粪—口传播也有可能。该病作为烈性传染病，病情险恶，变化极快，严重威胁人们的健康和生命。中医认为，本病属"瘟疫"，可命名为"湿疫""肺瘟""肺疫"。"湿疫"是从主要致病邪气命名，而"肺瘟""肺疫"是从受邪的病变脏腑命名，本书将本病归属于中医"湿疫"范畴。

新冠肺炎的发病，西医认为与食用野生动物有关，病毒原宿主为蝙蝠，中间宿主尚不明确，有学者认为可能为水貂或穿山甲。中国疾病预防控制中心在武汉华南海鲜市场采集样本，检测到新型冠状病毒 RNA 样本，可以佐证本病发病可能与食用野生动物有关。中医认为，本病的发病原因，主要是疫疠之气传染和机体抗病能力低下。另外，武汉水系发达，湿气较重，加之 2019 年年末湿冷的异常气候，对发病也有一定影响。

新冠肺炎临床常表现为发热，干咳，乏力，胸闷，气喘，严重者呼吸困难或窘迫，气息低微，甚至要靠呼吸机或体外膜肺氧合（ECMO）维持呼吸。本病的病理病机，根据发病表现来看，病理性质涉及湿、热、寒、毒、瘀、虚，病机可以概括为：疫毒外侵，肺经受邪，正气受损。

湿邪是新冠肺炎的主因。湿邪既可外感，也可内生，亦可因干预过程而助湿。就本病来说，外感湿邪是主要的，而内生湿邪是促发因素，所谓"同气相求，内外相引"。武汉水系发达，为汉江和长江的交汇处，拥有众多湖泊，因此从地理上来说，水湿之气较重，当地居民容易外感湿邪而致病。根据我们对 40 例新冠肺炎确诊及疑似病例的舌象特征分析，腻苔占比 90%，其中淡黄腻苔（湿重于热证）占比 47.5%，黄腻苔占比 17.5%，白腻苔占比 25%，充分说明了本病的主因就是湿邪。王玉光、齐文升、马家驹等在《中医杂志》发表《新型冠状病毒（SARS-CoV-2）肺炎中医临床特征与辨证治疗初探》，该文认为：新冠肺炎病因属性为"湿毒之邪"，病位在肺、脾，基本病机特点为"湿、毒、瘀、闭"。所谓湿从内生，主要是脾虚所致。中医认为，脾主运化水谷，脾虚不能运化水液，水液聚而生湿。之前的 40 例新冠肺炎确诊及疑似病例舌象特征分析，标志脾虚湿盛的齿痕舌占比 47.5%，说明了本病发病，脾虚也是重要的因素。也存在因干预过程而助湿的情况，比如过多应用寒凉药物和食物，损伤阳气，致水湿不得温化而内聚。

新冠肺炎以湿邪为主因，因此可以归属湿病中的湿疫范畴，具体的证候主要表现为湿热证（湿重于热证、湿热并重证）和寒湿证。关于湿疫、湿病，历史上有不少医家专门论及。如明代温病学家吴又可著《温疫论》，该书详尽记载了明代崇祯辛巳年间发生在江苏吴县的瘟疫，根据其临床表现及处方用药，现代温病学将该书所述的瘟疫称为"湿热疫"。清代温病学家薛雪著《湿热病篇》，全面论述外感湿热病发生发展规律和辨证治疗，内容以湿温、暑湿等夏秋季节的常见病为主，兼及痢疾、夏日感冒、寒湿等病证，为后世将温病明确分为温热、湿热两大类奠定了理论基础。清代温病学家叶天士《温热论》和吴鞠通《温病条辨》，在论述温病时，都分为温热类和湿热类进行阐述，其中有不少湿热类温病的内容，如湿温、暑湿、伏暑等。清代医家石寿棠的《医原》也有对湿病进行系统论述，内容详尽，是研究湿病的重要文献。当代致力于湿病研究的有国医大师路志正先生，著《中医湿病证治学》（2007 年科学出版社出版），提出了"百病皆由湿作祟""湿非一病，百病兼之"的观点，其"湿病证治十二法"在学术界影响深远。我们团队著有《中医湿病学》（1997 年人民卫生出版社出版）、《湿病真传》等书，是对中医湿病的一个系统总结，这两本书论述了湿病的概念和特点、湿邪的来源、湿病的病机、湿病的诊法、湿病的辨证、湿病的治则和治法、常见湿病的治疗和湿病的预防与调理，内容详实丰富，临床实用性强，既有对古人的总结，又有自己的临证心得，乃中医湿病研究领域集大成之作。

在诊断新冠肺炎上，舌象尤其重要，其次是症状和脉象。中医自古就有

"外感重舌，内伤重脉"之说，本病属外感瘟疫，发病以湿证为主，而舌象尤其是舌苔对湿证有极为重要的诊断价值，因此熟练掌握舌诊技术，对本病的诊断尤为关键。在方舱医院几百名患者在一起，或在隔离病房，医生穿戴厚重的隔离服，戴双层手套，诊脉困难，诊病环境也不允许进行细致的脉诊；远程门诊无法采集脉象，舌象成为关键的象思维诊断信息。因此，舌诊在本次疫情的诊疗环境下更能发挥作用。

其实历代中医学家在诊治湿疫、湿病时，极为重视舌诊！

明代温病学家吴又可在《温疫论》中有关舌诊的内容枚举如下。

（1）接触病气初期（潜伏期）　在没有临床表现时，诊断可据舌象"白苔润泽者，邪在膜原也"。

（2）初期轻度发热　"舌上白苔亦薄，热亦不甚，而无数脉，其不传里者，一二剂自解。"

（3）中度发热　"感之重者，舌上苔如积粉，满布无隙，服汤后不从汗解，而从内陷者，舌根先黄，渐至中央，邪渐入胃，此三消饮证。""邪气盛，苔如积粉，满布其舌，未可下。""温疫发热一二日，舌上白苔如积粉。早服达原饮一剂，午前舌变黄色……"。

（4）高热，邪气在胃　"舌根渐黄至中央，乃邪渐入胃。""舌上纯黄色，兼之里证，为邪已入胃，此又承气汤证也。""舌黄、心腹痞满，便于达原饮加大黄下之。""应下诸证　舌白苔渐变黄苔……邪在胃家，舌上黄苔。苔老变为沉香色也。白苔未可下，黄苔宜下。舌黑苔，邪毒在胃，熏腾于上，而生黑苔。有黄苔老而变焦色者……有舌上干燥作硬黑苔者，下后二三日，黑皮自脱。""温疫下后二三日，或一二日，舌上复生苔刺，邪未尽也。再下之，苔刺虽未去，已无锋芒而软，然热渴未除，更下之，热渴减，苔刺脱，日后更复热，又生苔刺，更宜下之。""舌芒刺，热伤津液，此疫毒之最重者，急当下。""白砂苔，舌上白苔，干硬如砂皮，一名水晶苔，乃自白苔之时，津液干燥，邪虽入胃，不能变黄，宜急下之。""舌上白苔如积粉，早服达原饮一剂，午前舌变黄色，随现胸膈满痛，大渴烦躁，此伏邪即溃，邪毒传胃也。前方加大黄下之，烦渴少减，热去六七，午后复加烦躁发热，通舌变黑生刺，鼻如烟煤，此邪毒最重，复瘀到胃，急投大承气汤。"

清代温病学家薛雪在《湿热病篇》中提出的湿热病提纲为："湿热证，始恶寒，后但热不寒，汗出胸痞，舌白，口渴不引饮"。即指出了"舌白"为湿热病的纲领性诊断指标。清代温病大师叶天士在诊断及鉴别诊断湿热痰浊之小陷胸汤证或泻心汤证时，提出"必验之于舌：或黄或浊，可与小陷胸汤或泻心汤，随证治之；或白不燥，或黄白相兼，或灰白不渴，慎不可乱投苦泄"。清代温病学家吴鞠通指出，湿温初起的三仁汤证舌象为"舌白"，而湿热蕴阻中焦的黄芩滑石汤证舌象为"舌淡黄而滑"。

近二十几年来，我们团队在舌诊方面作了一些工作，代表作《临床实用舌象图谱》得到中医舌诊学术界的认可。我们的《中医湿病学》在湿病诊法中首列"望舌苔"，可见舌象诊断湿病的重要，也明确指出"望舌苔对湿病的诊断有较大的价值"。我们认为，中医舌诊和脉诊都有其清晰区、模糊区和盲区，如湿证、痰浊、瘀血、食积属舌诊的清晰区，气虚属舌诊的模糊区，而气滞、气逆属舌诊的盲区；气滞、气逆、气虚属脉诊的清晰区，湿证、痰浊、瘀血、食积属脉诊的盲区。

2020年2月2日，为进一步提高中医药在武汉新冠肺炎疫情防控中的诊疗水平，世界中医药学会联合会舌象研究专业委员会针对新冠肺炎患者舌象进行深入研析、广泛探讨，形成《新冠肺炎舌象辨证要点专家共识》，结合新冠肺炎临床一线提供的相关资料，提出了根据舌象辨邪气、辨寒热、辨邪气轻重、辨津伤程度、辨病程阶段，图文并茂，实用性强，对新冠肺炎的临床辨证论治工作有较好的指导与参考作用。虽然舌象对本病诊断有重要的作用，但仍然要遵循"四诊合参"的原则。

从疫情治疗新冠肺炎临床一线医生提供的舌象来看，腻苔最多，主要表现为淡黄腻苔、黄腻苔、白腻苔，对应的诊断为湿重于热证、湿热并重证、寒湿证。

此外，舌诊在网络诊疗中可提供可靠的诊断信息，包括网络复诊及会诊。本次新冠肺炎疫情以来，患者众多，医疗资源一时性短缺，加之患者被隔离，因此网络诊疗就显得非常实用和便捷。实际上，在这次疫情中，网络诊疗也得到了广泛的应用，各种中医义诊微信群纷纷建立，网诊软件纷纷上线，一定程度上缓解了武汉医疗资源一时性短缺的问题，也极大地方便了病患。如厦门大学医学院中医系老师利用"医生在线"手机 APP，随时为病患提供中医网络诊疗和咨询。

新冠肺炎的中医诊断，病名为肺瘟，证型有寒湿疫毒袭肺证、湿热疫毒蕴肺证、热结胸膈证、毒扰心神证、邪毒闭肺证、气血两燔证、邪闭心包证、络阻气脱证等。本病的现代医学诊断，主要靠新型冠状病毒核酸检测，胸部的影像学检查如 X 线、CT 有较大的辅助诊断价值。本病分为轻型、普通型、重型、危重型四型。

在新冠肺炎的治疗上，目前西医尚无特效药物，抗病毒药瑞德西韦（remdesivir）仍在临床实验中，而疫苗的研制周期更长，所以主要是对症、支持治疗，如对重症及危重症者，使用糖皮质激素改善症状，对呼吸窘迫或衰竭者，常用呼吸机或 ECMO 来维持呼吸。

几千年来，中医在治疗瘟疫方面积累了丰富的经验，取得了较好的疗效，保证了中华民族的繁衍昌盛。东汉张仲景著《伤寒论》，即为救治当时流行的伤寒病的经验总结，《伤寒论·序》指出了因瘟疫流行而著书的缘由："余宗族素多，向余二百。建安纪年以来，犹未十稔，其死亡者，三分有二，伤寒十居其七。感往昔之沦丧，伤横夭之莫救，乃勤求古训，博采众方，撰用《素问》《九卷》《八十一难》《阴阳大论》《胎胪药录》，并《平脉辨证》，为《伤寒杂病论》，合十六卷。"明代吴又可总结崇祯辛巳年间发生在江苏吴县的瘟疫的诊治经验，写就了瘟疫专著《温疫论》，创立了达原饮、三消饮等治疗瘟疫的名方。清乾隆癸丑年（公元 1793 年）京师大疫，医家余霖创清瘟败毒饮，活人无数，并据治疫经验写成了《疫疹一得》一书。清乾隆四十九年（公元 1784 年）夏秋两季，瘟疫在豫东大流行，死者无数，杨璿以"救天下之人"为己任，潜心研究和医治瘟病，在升降散的基础上创立治温 15 方，著《伤寒温疫条辨》详尽论述瘟病的诊治。

2003 年传染性非典型肺炎（SARS）疫情中，中医药疗法的介入，在缩短发热天数、减轻中毒症状、改善低氧血症和脱离呼吸机所需时间、减少糖皮质激素的用量及减轻其副作用、减轻后遗症、提高治愈率等方面，都发挥了重要作用，得到世界卫生组织的肯定。国医大师邓铁涛领导的中医团队在广州中医药大学第一附属医院以中西医结合的方法治疗 SARS，做到了"四个零"——零死亡、零转院、零感染、零后遗症，获得了满意的疗效，取得了光辉的战绩。

本次新冠肺炎疫情，中医药也发挥了重大的作用。首先，国家认识到了中医在治疗瘟疫方面的重要作用，从国家层面积极推广中医药抗击新冠肺炎疫情，在《新型冠状病毒感染的肺炎诊疗快速指南》上，从第三版开始就加入了中医诊疗及预防的内容，国家卫健委和国家中医药管理局以官方文件的形式推荐全国使用清肺排毒汤抗击新冠肺炎疫情，湖北省加大加强中医药在新冠肺炎治疗中的应用，广东省在全省范围推广"透解祛瘟颗粒（原名肺炎1 号方）"治疗新冠肺炎，河南省通许县人民医院以系列经方治疗新冠肺炎，均取得了满意的疗效；其次，国家派出了数批高级别中医专家组成的新冠肺炎中医治疗指导小组前往武汉，亲自指导新冠肺炎的中医药治疗，这些专家包括张伯礼院士、仝小林院士、黄璐琦院士、刘清泉教授等，同时，各个地方也组织中医力量驰援武汉；最后，中医药治疗新冠肺炎的科学研究也得到深入开展，如《中医杂志》发表了张伯礼院士、刘清泉教授团队的论文《中医药防治新型冠状病毒感染的肺炎各地诊疗方案综合分析》，王玉光、齐文升、马家驹等在《中医杂志》发表《新型冠状病毒（SARS-CoV-2）肺炎中医临床特征与辨证治疗初探》。

抗病毒并非中医所长，诚如钟南山院士所言：对于中药，我们不指望它有很强的抗病毒作用。实际上，中医药的抗病毒治疗，靶点通常不在病毒，而主要在调整人体的状态，通过提高机体免疫力达到清除病毒的作用。而调整状态，主要是"观其脉证，知犯何逆，随证治之"，调节身体的寒热虚实，达到"阴平阳秘，以平为期"的状态。根据本病以湿为主因的特点，射干麻黄汤、小青龙汤、人参败毒散或荆防败毒散、藿香正气散、达原饮、三仁汤、甘露消毒丹、蒿芩清胆汤、柴苓汤等方剂应用机会较多，如官方推荐的"清肺排毒汤"就是以麻杏石甘汤、柴苓汤、射干麻黄汤优化而成。当然，如遇重症、危重症，尚须中西医结合治疗，方不偾事。舌象在观察疗效、判断预后、确定疗程方面有重要的作用，如经过治疗，舌苔由厚变薄，说明疗效较佳，病情好转，反之则疗效不佳，病情加重；经过治疗后症状消失，但舌苔依然厚腻，提示湿浊之邪未尽，仍需坚持治疗，直到舌苔变薄方止。

伟大的中医药，在数千年华夏历史中抗击了一次次瘟疫，也在当代发挥着重要的作用，也必将在未来福佑我们中华民族、炎黄子孙以及全人类！

第二章

新冠肺炎与瘟疫

《说文解字》言："疫，民皆疾也。"《字林》说："疫，病流行也。"寥寥数语精确地概括了瘟疫的临床特点，即具有传染性、流行性。

瘟疫指感受疫气引起的具有强烈传染性和流行性的一类疾病。疫气有别于一般外感病邪的特点，使瘟疫也具有其特殊性。疫气致病具有如下特点。①发病急骤，其性暴戾，致病力强。②具有强烈传染性，易引起流行。③具有特定病变部位。首发于武汉的2019新型冠状病毒（SARSCoV-2）肺炎，来势汹汹，以肺炎为主要表现，危重症出现呼吸窘迫综合征、休克，甚至死亡。同时还有传染性强、流行性广的特点，至2月19日24时，涉及国家达25个，我国累计确诊74680例。因此，新冠肺炎完全符合疫气致病特点，属中医"瘟疫"范畴毋庸置疑。

《礼记·月令》记载"孟春行秋令，则民大疫""季春行夏令，则民多疾疫""仲夏行秋令，则草木零落，果实早成，民殃于疫"，指出气候异常和疫病的相关性。

现存最早的医学典籍——《黄帝内经》不仅指出疫病的特点，"五疫之至，皆相染易，无问大小，病状相似"，也认识到内因和预防的重要性，如"正气存内，邪不可干""避其毒气"。

现存最早的外感病专著——《伤寒论》成书亦源于外感病流行且死亡甚众，"余宗族素多，向余二百，建安纪年以来，犹未十稔，其死亡者，三分有二，伤寒十居其七"，于是张仲景"勤求古训，博采众方"，著成此书。对于仲景所论伤寒为普通外感风寒还是疫病，不同医家有不同见解。然，同一时期的文献记载，当时有疫病流行，如《光绪湖南通志·名宦志》云："张机，长沙太守。时大疫流行，机精解医药，民赖全活者甚众。"曹植的《说疫气》言："建安二十二年，疠气流行，家家有僵尸之痛，室室有号泣之哀，或阖门而殪，或覆族而丧。或以为疫者鬼神所作……此乃阴阳失位，寒暑错时，是故生疫。"因此，张仲景所论伤寒应包含普通外感病和瘟疫。其所创麻杏石甘汤、白虎汤、承气汤、葛根芩连汤、白头翁汤在后世乃至现代治疗传染病中仍属常用方剂。其中承气汤的通腑法给后世吴又可治疗瘟疫很大启发。

隋朝巢元方的《诸病源候论》设"疫疠病诸候"专篇论述瘟疫，并具体解释其来源和命名原因："其病与时气、温、热等病相类，皆由一岁之内，节气不和，寒暑乖候，或有暴风疾雨，雾露不散，则民多疾疫。病无长少，率皆相似。如有鬼厉之气，故云疫疠病。"

宋代陈无择《三因极一病证方论·疟病不内外因证治》载："一岁之间，长幼相若，或染时行，变成寒热，名曰疫疟。"

明代张景岳《景岳全书》亦专篇论述"瘟疫"："瘟疫本即伤寒，无非外邪之病，但染时气而病，无少长率相似者，是即瘟疫之谓。"并载录《内经》对瘟疫的论述，详列瘟疫的脉诊、治法宜忌和方药。然而至此，瘟疫仍只是在书籍中或散在专篇论述，未有专著出现。

到明末清初，瘟疫流行，且随着温病学的发展，中医对疫病有了较系统的认识，并出现许多专著。如第一部传染病学专著——《温疫论》，还有《广瘟疫论》《伤寒瘟疫条辨》《疫疹一得》《松峰说疫》等。吴又可的《温疫论》在前人的基础上，对温疫的病因、传变、治疗等提出独特见解。对于温疫的病因，他提出："温疫之为病，非风、非寒、非暑、非湿，乃天地间别有一种异气所感。"其对温疫病因描述之详尽，触摸到病原微生物的边缘，但由于历史技术条件的限制，当时人类尚未发明显微镜，因而没法诞生现代意义上的传染病学。在治疗上，他总结到"大凡客邪贵乎早治，乘人气血未乱，肌肉未消，津液未耗，病患不至危殆，投剂不至掣肘，愈后亦易平复。欲为万全之策者，不过知邪之所在，早拔去病根为要耳"，强调祛邪的刻不容缓，并创立达原饮等方剂。

其后，清代戴天章、杨栗山、余霖、刘松峰等所著温疫的专著进一步论述温疫的特征，并创立一系列行之有效的治法和方药，后世称为"温疫学派"。戴天章在《广瘟疫论》中论述伤寒与温疫的区别，并提出"疫邪见证千变万化，然总不离表里二者"，以表里为辨证总纲，确立温疫治疗五法，也是集理法方药于一体的重要温疫学著作。杨栗山的《伤寒瘟疫条辨》强调温疫与伤寒应划分为两门，并从病因、病机、脉证、治法等对二者一一对比辨析，并创立了以升降散为代表的十五首方剂，至今治疗瘟疫仍行之有效。余霖的《疫疹一得》则注重斑疹的治疗，提出"用药必须过峻数倍于前人"的主张，认为治疗疫病清热解毒用药量需大，所创清瘟败毒饮用药量有大、中、小之分，对后世颇有启发。刘松峰在《松峰说疫》则认识到瘟疫不仅有热疫，还有杂疫与寒疫，文中曰"疫病有三种论""一曰瘟疫。夫瘟者，热之始，热者，温之终，始终属热证……二曰寒疫。不论春夏秋冬，天气忽热，众人毛窍方开，倏而暴寒，被冷气所逼即头痛、身热、脊强……三曰杂疫。其症则千奇百怪，其病则寒热皆有……不可枚举。"当时虽因温病学的发展，温疫学说盛行，但也有部分医家论述了寒疫，如吴坤安《伤寒指掌》谓："天久霪雨，湿令大行，脾土受伤，民多寒疫。"俞根初所撰《重订通俗伤寒论》指出："寒疫多发于四五六七四个月。若天时晴少雨多，湿令大行，每多伤寒兼湿之证。"熊立品的《治疫全书》言"既感疫气，又伤风寒，或暴感风寒兼染疫气者，寒疫二邪一时混合。"

清代，归于中医"烂喉丹痧"的猩红热大面积流行，波及之广、死亡之高震惊当时医学界，许多医家开始苦心研究，总结出有效的治疗方案。这个时期，涌现出很多专著，如陈耕道的《疫痧草》、顾玉峰的《痧喉经验阐解》、金德鉴的《烂喉丹痧辑要》、夏春农的《疫喉浅论》、张振鋆《痧喉正义》等。另外有一系列论述当时常见瘟疫——鼠疫、霍乱等的书籍，如连文仲《霍乱审证举要》、韩善徵《疟疾论》、郭士遂《痧胀玉衡》、余德埙《鼠疫抉微》、陈虬《瘟疫霍乱答问》、随霖《羊毛瘟症论》等。

晚清至民国时期，随着西方医学的传入，虽给中医学带来冲击，但也在一定程度上促进了其发展，瘟疫学发展则引入"传染病"的概念和相关知识。如何廉臣编著的《重印全国名医验案类编》二集共十二卷，其中下集六卷为传染病医案，包括温疫、喉痧、白喉、霍乱、疫痢等，并加以述评，具有重要的临床参考价值。吴瑞甫除著有结合中西医知识的《中西温热串解》，还有专门论述瘟疫的《八大传染病讲义》。丁甘仁则著《喉痧证治概要》，专门论述其治疗烂喉痧的心得。

中华人民共和国成立以后，瘟疫相关理论和治法方药广泛用于传染病的防治，并取得满意疗效。如1954年，我国部分地区乙型脑炎流行，石家庄地区运用白虎汤加味治疗，为减低流行性乙型脑炎病死率，减少后遗症做出突出贡献，被称为"中西医结合与瘟疫的第一次对决"。[王振瑞. 中西医结合与瘟疫的第一次对决. 中华医史杂志, 2003, 33(4): 209-213.] 1988年上海市甲型肝炎（简称甲肝）流行，当时以清热解毒和清热化湿为主要治法，运用板蓝根和甘露消毒丹等方药治疗，取得理想疗效。

近年来，中医药在防治新兴传染病方面作出了重大贡献。2003 年传染性非典型肺炎（SARS）以广东为疫源地，在世界上 32 个国家和地区流行，我国疫情最严重，政府以中医药底蕴深厚的广东和北京为试点，采用中医药介入治疗。广东地区由邓铁涛、焦树德、路志正、任继学、颜德馨、周仲瑛、晁恩祥等著名的中医药专家对中医药治疗非典方案进行指导，北京地区由中国工程院院士王永炎担任专家组负责人，成立中医药防治非典型肺炎专家协作小组。两组专家分别制定了在当地行之有效的治疗方案，对减轻病情，降低病死率，减少糖皮质激素的使用，减少后遗症、并发症，起到了重要的作用。

中医药抗击 SARS 取得的胜利，使中医药治疗急性传染病的作用再一次引起了社会广泛的重视，之后爆发的甲型 H1N1 流感、人感染 H7N9 型禽流感，均早早采用中医药治疗，并起到积极作用。因此，相信在此次抗击新冠肺炎的战役中，中医药防治必将起到积极作用。

第三章

新冠肺炎的病因病机

# 第一节　病因

## 一、外因

中医将疾病分为外感病和内伤杂病两大类，而瘟疫属外感病范围。瘟疫是指感受疫毒之邪引起的具有强烈传染性和流行性的一类疾病。新冠肺炎根据其特点，属中医"瘟疫"范畴毋庸置疑，根据临床特点可命名为"肺瘟"。瘟疫的病因为外感"疫气"。疫气是一类具有强烈传染性的外邪，在文献记载中，有"疠气""戾气""杂气""异气""乖戾之气"等称谓。

同为外邪，"疫气"与"六淫"有何不同？

外感病的病因与气候变化关系密切，中医自古就认为自然界中的风、寒、暑、湿、燥、火六气，是人类生存不可或缺的条件，但若气候变化异常，如六气生发太过或不及、非其时而有其气、气候变化过于急骤等，超过了人体的耐受范围，机体不能与之相适应，就会导致疾病的发生，此时，伤人致病的六气即为"六淫"。"疫气"为病，除起病急骤，病情危笃，具有强烈传染性，易引起流行的特征外，临床表现亦具有六淫的一般特性，因此也有医家认为其为六气变化之极。[蒲晓东.论戾气为六气变化之极.时珍国医国药，2009，20(11): 2901-2902.]

早在隋朝，巢元方在《诸病源候论·时气令不相染易候》就指出气候失常为疫病产生的原因："夫时气病者，此皆因岁时不和，温凉失节，人感乖戾之气而生病者，多相染易"。

宋代陈言的《三因极一病证方论》载："假如冬合寒，时有温暖之气，则春必患温疫；春合温，而有清凉之气，则夏必患燥疫；夏合热，而有寒气折之，秋必病寒疫；秋合清，而反淫雨，冬必病湿疫。"

清代高世栻《伤寒大白》言："疫症之原不一，如春时应暖而反寒，则有寒疫。冬时应寒反温，则有温疫。推之于夏应热而反凉，秋应凉而反热，应燥而反温，及久雨之湿，久旱之燥，偏于太过者，则皆可成疫也。《伤寒论》

惟注温疫、寒疫，不知六气之不正者，皆能发疫也。"二人更具体指出疫病和气候的关系以及不同季节的常见疫气性质。

亦有个别医家把疫气和六淫区别开，但又提出二者常兼夹致病，也解释了为何疫气为病有六淫特征的临床现象。如清代熊立品《治疫全书》言："既感疫气，又伤风寒，或暴感风寒兼染疫气者，寒疫二邪一时混合。"但不管如何认识，广大医家都认识到异常气候与疫气关系密切。

结合近期武汉异常的气候，根据患者的临床症状及舌象特征，可以判断此次新冠肺炎的病因为感受湿性疫气。

### （一）湿性疫气

外感湿邪是造成外感湿病的主要原因。适当的湿气是人类和万物生存的必要条件，若湿气太盛，在人体正气不足的情况下就会乘机侵入体内造成湿病，故《医原》说："湿微则物受其滋，甚则物被其腐，物如此，人可知矣。"湿气的形成与气候环境和地理环境相关。

（1）气候环境的影响有两种。

① 湿土主令的季节——长夏。根据五行学说，湿属土是长夏的主令。湿土主运的时间是从芒种后十日至处暑后七日，共七十三天，主气的时间从大暑至秋分共六十天。湿土主运和主气的时间都是一年时间中湿气最盛的时间，从气象的角度上讲，这段时间是全年降雨量最多的时间。因此，每年的长夏都是湿气较盛的季节。这个季节的气候变化特点为：天气多雨，草木繁茂结实，万物丰盛齐备，人体太阴用事，脾与胃经气旺，湿病的发生率较其他季节高。由于五行学说和五运六气所阐述的季节变化规律，主要是我国，尤其是中原地区的季节变化特点，在中医走向世界的今天，它不完全适合于世界各地，这就要求工作于世界各地的中医师，要因地、因时制宜，根据当地的季节变化特点，了解湿气盛衰的规律。如东南亚地区全年季节变化唯雨季和旱季两种，降雨量较我国尤多，时间亦长，湿病猖獗，湿气全年均多，雨季更甚。

② 气候变化引起湿气过盛。《内经》说："岁土太过，雨湿流行""岁水不及，湿乃大行"，即有些年份或有些时间，"非其时而有其气"，气候反常，

降雨量特别多，造成湿气旺盛，如《内经》认为"土寄旺于四时"，湿病年年可见，四季均有。喻嘉言说："湿在冬为寒湿，在春为风湿，在夏为热湿，在秋为燥湿，以湿土寄旺于四季之末。"

（2）地理环境的影响也包括两个方面。

① 患者所处的地区。中国各地区地理条件差别很大，同是冬天，海南岛年平均气温在20℃左右，哈尔滨却可低至零下40℃。从全国这样一个大的地域概念来说，沿海地区降雨量每年高达上千毫米，而新疆地区仅几十毫米，说明各地区湿病的发病情况差异极大；若再分之，一个地区里面差异也很大，如福建省沿海地区湿气甚重，而内陆山区湿气较轻。

总而言之，江南沿海地区降雨量大，地气潮湿，湿病最多，故清·陆子贤说："盖江南地卑气湿，沿江濒海，雾露风潮，较别处尤甚，且易感染。"叶天士也说："吾吴湿邪，害人最广"。内陆腹地，降雨量少，气候干燥，由外感受湿邪而病者较少，这些地区的人所患的湿病多由过食酒酪肥甘美味，湿邪内生所致。明·戴思恭："东南地下，多阴雨地湿，凡受必从外入，多自下起，以腿肿脚气者多，治当汗散，久者宜疏通渗泄。西北地高，人多食生冷湿面潼酪，或饮酒后寒气怫郁，湿不能越，作腹皮胀疼，甚则水臌胀满或周身浮肿如泥，按之不起，此皆自内而出者也。"明·李梴曰："西北人多内湿，东南人多外湿。"

② 患者工作、生活、居住的地理环境。某些人居住、生活的地方，地势卑下潮湿；某些人的工作环境潮湿，如井下的矿工、海上的渔民、罐头厂的女工、在水田劳动的农民，这些人就容易感邪，因为他们长时间身处湿邪包围之中，稍有正气不足则染上湿病。故明·戴思恭说："伤湿为病……皆坐卧卑湿，或冒雨露，或着湿衣所致"（《秘传证治要诀及类方》）。社会的进步也带来新的问题，如现在生活条件较优越的地区，不少的家庭和办公室装上了空调，在烈日炎炎的夏天，开放冷气造成了一处凉爽宜人的地方。但是室外天气炎热，使人汗出津津，而突然进入冷气逼人的房间，汗孔腠理骤闭，汗出不彻，湿热被郁闭于内而不得外达，遂成外束风寒、内蕴湿热之证。

此次新冠肺炎首发于武汉，也多发于武汉。武汉，别称"江城"，位于江汉平原东部，长江中游与长江、汉水交汇处，水资源丰富，具备湿邪多发的地理条件。武汉属亚热带湿润季风气候，雨量充沛、日照充足，四季分明。2019年11月份下旬至2020年1月中旬，阴雨不断，2020年1月湖北省出现三次较大范围雨雪过程。据中国天气网统计，武汉2019年湿冷日达42天，位居全国第三。（中国天气网.2019年城市天气"最"榜单出炉 你家上榜了吗 http://news.weather.com.cn/2020/01/3273195.shtml 2020-01-10 09:31:44）2020年"三九"期间的湿冷日统计，武汉也以6天上榜（中国天气网.最新"冰窟"排行榜出炉！看看这个三九哪最冷？ http://news.weather.com.cn/2020/01/3279794.shtml 2020-01-18 09:35:34）。

武汉首例新冠肺炎患者首诊时间是2019年12月1日，观其时气候，从2019年11月下旬始至患者发病期间，湿冷天气为多。明代龚信《古今医鉴·温疫》言："秋应凉而反淫雨，冬发湿疫，五苓散主之。"清代吴坤安《伤寒指掌》也说："天久阴雨，寒湿流行，脾土受伤，故多寒疫寒湿"。由此而言，武汉当时的气候条件具备湿性疫气产生的气候条件。

除湿冷天气外，结合收集到的患者舌象，以腻苔为主，临床见热势不高、身体困重、呕恶、脘痞、便溏等症，因此"湿性疫气"外袭为其主因。"秋伤于湿，冬生咳嗽"，肺与外界相通，湿气外袭，肺冒其气，则湿疫阻肺，肺失宣降，出现发热、咳嗽、气喘等症。

### （二）湿疫与其他病邪

关于本次新冠肺炎的病因，专家意见不一，有湿热、寒湿、风寒湿、湿毒夹燥……，但湿却是共识。湿疫具有湿邪特性，湿属土，"土载四行"，所以，湿"其性静兼"（《素问·五运行大论篇》），容易兼夹六淫中其他五淫（风、寒、火、暑、燥）致病。古人较早就认识到湿邪和其他五淫的关系，如明·戴思恭说："土兼四气，寒热温凉，升降浮沉，备在其中。脾胃者，阴阳易位，更虚更实，更从更逆，是故阳盛则木胜，合为风湿；至阳胜则火热，合为湿热；阴盛则金胜，合为燥湿；至阴胜则水胜，合为寒湿。为兼四气，故淫泆上下中外，无处不到。"（《推求师意·湿》）明·李梴也说："更有四气相兼，须分兼中兼感。若湿热甚，除湿汤，兼风合桂枝汤，或古防风汤，败毒汤；兼寒，合五积散，或古姜附汤；兼暑，合五苓散。"（《医学入门》）

湿疫与舌象——新冠肺炎中医诊疗

湿邪兼夹何种邪气为病，首先与季节主气有关。"湿土寄旺于四季之末"，其发病必然与当季的主气相结合。如清代喻嘉言说："湿在冬为寒湿，在春为风湿，在夏为热湿，在秋为燥湿。"春季风气主令，风邪和湿邪相结合，故易病风湿；夏季暑热之气主令，湿邪与暑热之邪结合，故易病暑湿或湿热；长夏湿气主令，气候最热，一年之中湿热交蒸此时最甚，故常见外感湿温之病；冬天寒气主令，寒、湿二邪相结合故易病寒湿；唯秋天主气为燥邪，燥与湿性质相反，不可能结合在一起，同时侵犯人体，但素有湿邪内蕴之人，感受燥邪，便成了内有湿蕴，外客燥邪之证。燥邪与湿邪还可能先后侵犯人体，造成两种邪气同时存在于人体中致病的状况，一般是夏季和初秋感受湿邪未愈，又感受秋令之燥邪，成外燥内湿之证。其次，湿邪兼夹何邪，尚与体质有关。湿邪侵入人体之后，若患者素体阳盛，湿邪便易从阳化热，而成湿热证；若患者素体阳气不足，虚寒内生，湿邪为阴邪，湿邪便会进一步摧残阳气，使阴寒更甚，而成寒湿之证。综观此次新冠肺炎的发病季节、症状、舌象，可判断病因以感受湿性疫气为主，兼夹寒、燥、热邪。

**1. 寒湿相兼**

本次新冠肺炎患者多白腻苔，热势不高，寒湿证多见。寒邪和湿邪相混合，即为寒湿之邪。如清代吴鞠通在《温病条辨·中焦篇》所说："寒湿者，湿与寒水之气相搏也，盖寒水同类，其在天之阳时为雨露，阴时为霜雪，在江河为水，在土中为湿，体本一源，易于相合，最损人之阳气。"武汉虽为亚热带季风气候，2019 年 7～11 月气温较常年同期偏高，但 11 月中下旬之前出现暴寒，12 月下旬气温下降且多雨，如前所言，据中国天气网统计，武汉2019 年秋冬至今，湿冷日数均高居全国前十。明代张三锡《医学六要》曾言："天久淫雨，湿令流行，民多寒疫。"在冬日，寒冷加之多雨，所以导致寒湿之邪泛滥。

**2. 燥湿相兼**

燥与湿是两个性质相反之气，如清·喻嘉言说："燥之与湿，有霄壤之殊。燥者，天之气也；湿者，地之气也，水流湿。火就燥，各从其类，此胜彼负，两不相谋。"（《医门法律·伤燥门》）就自然环境而言，燥气和湿气是不可能同时侵犯人体的。但是燥邪与湿邪还可能先后相继侵犯人体，造成两种邪气并存于人体，引起燥湿同病。一般是夏季和初秋感受湿邪未愈，又感受秋令之燥邪，形成外燥内湿之证。其发病过程大致如下：患者素有内湿或夏季感受湿邪，迁延未愈，湿邪内停，及至秋季，正气不足，又感受燥邪，而成外有燥邪，内有湿蕴，或上有燥邪，下有湿蕴之病，患者既见燥邪为病的口干、咽燥、干咳、恶寒发热等症状，又见湿邪内蕴的胸脘痞闷、身体困重等症状。清·吴达说："秋季每多肺燥之证，即湿体亦有上燥之时，湿之重者，燥土利水而兼润肺"（《医学求是》）。

本次新冠肺炎，临床表现既有干咳、发热、恶寒、口渴等燥证，又有身体困重、乏力、纳差、脘痞、腹泻等湿证。究其原因，有两种途径导致此燥湿相兼证。①寒湿之邪侵袭肺卫，郁闭肺气，导致肺不布津，从而出现干咳、发热、恶寒、口干、舌苔白腻而干等燥证，类似杏苏散证。②寒湿之邪侵袭，入里化热，进一步化燥伤津，演变为肺气郁闭、肺不布津与湿热内蕴、热邪伤津同时并见的复杂证候，常表现出肺气郁闭、肺不布津的咳嗽、胸闷、无痰、口干，又表现为湿热内蕴、热邪伤津的口渴，身体困重，乏力，纳差，脘痞，腹泻，舌苔黄腻而干。因本病为疫病，故其燥湿相兼证与一般的外感燥湿相兼证有所不同，主要特征为发病急速，燥、湿、闭、热、寒都非常突出，病证错综复杂，病势凶险。

### 3. 湿热相兼

部分新冠肺炎患者，舌象为舌红苔白腻或黄腻，或由白腻苔迅速转为黄腻苔，提示湿热相兼。

湿为阴邪，热为阳邪，湿与热合，如油入面，热蕴湿中，湿遏热伏，难分难解。湿热相合，往往形成病机比较复杂，症状比较特殊的局面。湿热病证的临床表现除了湿邪致病所见的头身困重、胸脘痞满、大便溏泄等症之外，还表现出一些湿热交蒸、湿遏热伏的症状，如：身热不扬，口干不多饮，小便短赤，大便溏而不爽，舌红苔黄腻。湿热为病，季节而言多见于长夏，长夏暑热仍盛，多雨高湿，湿热相合而成。但在东南沿海，温暖多湿地区，湿热证四季皆可见。

我们认为，本次新冠肺炎的发病，主要为先感寒湿之邪，然后入里化热，演变为湿热证。

## （三）病毒感染

中医对瘟疫的认识，明代的吴又可作出了划时代的贡献。吴又可《温疫论》为我国第一部温疫学专著，书中写到："温疫之为病，非风、非寒、非暑、非湿，乃天地之间别有一种异气所感""适有某气专入某脏腑某经络，专发为某病，故众人之病相同"。吴氏感觉到六淫之外另有一种外来致病因素的存在，并观察到不同异气致病对脏腑经络有特异的定位性。本次新冠肺炎，新型冠状病毒特异性地攻击肺脏，造成白肺，甚则出现呼吸衰竭，与当年吴又可的观点非常接近，由此不得不赞叹吴又可的伟大。遗憾的是，由于当时的历史条件限制，吴氏的观点在很长时间内没有得到进一步发展。后来随着显微镜的发明，现代医学对"疠气"的认识才从宏观到微观，观察到细菌、病毒等病原体的存在，使得中医的疠气学说和六淫学说有了现代医学的解释。

从现代科学的角度上看，中医学所说的湿邪，与周围环境的湿度过高有关，但是切不可单纯地理解为周围环境湿度过高而已。实际上它包括了能导致湿病的微生物（细菌、病毒、真菌等）、物理、化学、营养学等多种致病因素。适当的湿度等条件是病原体繁殖、传播、流行的必要条件，许多微生物在干燥环境中无法繁殖，甚至脱水死亡。当空气湿度高于 65% 时，细菌繁殖滋生最快；当相对湿度在 45%～55% 时，细菌的死亡率较高。因而，中医将过量的湿气称为湿邪是有科学依据的。现将湿邪的现代科学认识举例说明。

① 病原体：冠状病毒、柯萨奇病毒、脊髓灰质炎病毒、肝炎病毒、沙门菌、痢疾杆菌、布鲁氏菌、幽门螺杆菌、真菌、阿米巴原虫、疟原虫、丝虫、疥虫等，这些病原体导致的疾病多属中医的湿病范畴。

② 物理因素：周围环境温度和湿度过高引起中暑。环境潮湿诱发类风湿关节炎。

③ 化学因素：酒精中毒，苯中毒。

④ 营养因素：B 族维生素缺乏导致脚气病，胆固醇和脂肪摄入过多引起动脉粥样硬化、高脂血症等。

此次新冠肺炎已经明确为新型冠状病毒感染所致，此病的发生与病毒本身的致病性、传染性有关，也与武汉的湿冷气候有关，最终在病毒、人体、气候等多因素的交互作用下而发病。

## 二、内因

内因在外感病发病中亦占据重要地位，因为外邪致病具有"相对性"的特点，即外邪是否致病与人体对环境的适应性有关。异常的气候变化并非使所有人都发病，能适应这种异常变化的就不发病，不能适应这种异常变化的就发病。比如一些长期生活在西北干燥地区的人，适应了湿气较少的生活环境，当他们到南方湿气较重的地方工作或生活时，就比当地人容易犯上湿病，也就是说，南方气候中的湿气对当地人而言是湿气，对他们就成了湿邪。再如脾胃虚弱的人容易感受湿邪，在正常人不得湿病的环境，他们也可能患上湿病。

对患病的机体来说，导致他们患上湿病的湿气就称为"湿邪"。可见中医学是将明显过量和不过量但已致病的湿气称为湿邪。这种认识，虽然在定量上比较模糊，但是它符合中医临床的客观实际，具有因时、因地、因人制宜的特点，能够比较灵活地适应每一个人、每一个地方的特点，适应临床上千变万化的病证，具有很高的实用性、可操作性和科学性。此次新冠肺炎，早期报道有明显的老年人易感，且发病后病情较重的特点。老年人阳气渐衰，气血运行迟缓，湿邪内生，百病多有痰作祟，导致多种基础疾病，素体已经有内生湿邪，自然容易感受外来湿邪，因此容易发病，而且病情重笃。

另外，内在体质特点亦影响湿病的发生发展。素体脾虚或痰瘀互结、气机不畅者，若逢外环境湿气较盛时，易形成内外合邪的情况。《医门法律·风湿论》曰："体中多湿之人，最易中暑（暑湿——编者注）……两气相交，因而中暑，所以肥人湿多，夏月百计避暑，反为暑所中者，不能避身之湿，即不能避天之暑。"湿邪既是自然界的六淫之一，又是人体水液代谢的病理产物。许多素有宿疾，脏腑功能失调，气机紊乱的人，往往内有湿邪产生。如徐氏调查了326例癌症患者的舌象，发现舌体胖兼齿印134例（41.1%），腻苔160例（49%）。[徐文均，等. 326例癌症患者舌象分析. 福建中医药，1994，25(3): 15.]说明癌症患者夹有湿邪者甚多。这种内生湿邪是脏腑功能失调、气机紊乱的病理产物，又可成为加重宿疾和产生新的疾病的原因。这次新冠肺炎的发生、发展、病情轻重和预后，与宿疾有关。素体脏腑虚弱，痰湿内盛，气血不畅者，易于发病，病情发展较快，可演变为重症或危重症，甚则导致死亡。

在病性的寒热方面，单纯的湿病未兼寒或热时，因为湿为阴邪，病性当偏于寒。如果直接外感寒湿，则病性为寒。外感寒湿之邪，若患者阳气尚盛，多郁久化热，而成湿热病，其病性属热，诚如《医原·百病提纲论》曰："寒湿为本，湿热为变也。"不论外感或内伤湿热病，若缠绵日久，或医者过多应用寒凉药物和食物，可损伤阳气，形成阳虚寒湿证，即所谓"湿盛阳微"。上述所论，外感寒湿之邪，郁而化热转变为湿热证；湿热证日久伤阳，转变为阳虚寒湿证，此乃湿病寒热性质转化的大趋势。在某些具体的病变过程中，情况可能更加复杂，例如：在阳气受损不太严重的情况下，湿重于热的病例中，其寒热属性，可能有时属于寒，有时属于热；用药过于寒凉，可使病性由热转寒，嗣后用药过于燥热，又可使病性由寒转热。素体脾胃虚寒的患者，感受湿热之邪，常见中焦虚寒依旧，而身体的其他部位湿热阻滞，可能形成上焦热、中焦寒或下焦热、中焦寒的形势。许多湿热病例，由于湿邪阻滞气机，阻滞阳气外达，而出现肢冷畏寒的表现，即属真热假寒证。

由于湿病的性质在寒热、虚实方面，存在着错杂、转化和真假等复杂的关系，给临床的诊断和治疗都带来了困难。诚如《证治百问》所说："湿之为言甚烦，不胜枚举。"所以这也是此次新冠肺炎临床表现复杂的原因之一。

## 第二节 病机特点

本病的病位主要在肺，涉及脾、胃、肝、胆，危重症涉及心、肾。本病基本病机是湿性疫气与寒、热、燥兼夹，壅滞肺金，致肺之气机受阻，宣发肃降失常，耗损元气，严重者致内闭外脱之危重证候。

具体的病机传变特点如下：湿性疫气，或兼夹寒、热、燥邪，侵袭肺卫，正气强者或感邪轻者可以不发病，或发病后临床表现轻微；正气弱者或感邪重者，疫毒直犯肺金，肺气壅塞不通，气机逆乱，出现邪气壅闭肺脏的重证。

"肺为四脏之上盖，通行诸脏之精气，气则为阳，流行脏腑，宣发腠理，而气者皆肺之所主"（《太平圣惠方·卷第六》）。本次新冠肺炎疫气致病力强，且湿性缠绵，邪气久稽，不仅肺的宣发肃降功能逆乱，而且也会导致全身各脏气机失调，从而出现肺脾同病、心肺同病、肺肾同病等证。心与肺同居上焦，肺朝百脉，助心行血，肺气失宣，气机逆乱，湿浊蒙闭心包，心主血脉的功能阻滞，也会加重湿阻，形成心肺之间交互加重病情的恶性循环。疾病过程中，"实则阳明，虚则太阴"，若素体胃阳旺盛，则湿性疫气易燥化，出现湿热证甚至纯热证；若素体太阴脾阳亏虚，则湿性疫气易寒化，转为寒湿证，或湿盛阳微证。

# 新冠肺炎诊法

# 第一节 西医诊法

## 一、诊断方法

### （一）临床表现

基于目前的流行病学调查，潜伏期 1～14 天，多为 3～7 天。

以发热、乏力、干咳为主要表现。少数患者伴有鼻塞、流涕、咽痛和腹泻等症状。重症患者多在发病一周后出现呼吸困难和（或）低氧血症，严重者快速进展为急性呼吸窘迫综合征、脓毒症休克、难以纠正的代谢性酸中毒和出凝血功能障碍。值得注意的是重症、危重型患者病程中可为中低热，甚至无明显发热。

轻型患者仅表现为低热、轻微乏力等，无肺炎表现。

从目前收治的病例情况看，多数患者预后良好，少数患者病情危重。老年人和有慢性基础疾病者预后较差。儿童病例症状相对较轻。

### （二）实验室检查

发病早期外周血白细胞总数正常或降低，淋巴细胞计数减少，严重者外周血淋巴细胞进行性减少。部分患者可出现肝酶、LDH、肌酶和肌红蛋白增高；部分危重者可见肌钙蛋白增高。多数患者 C 反应蛋白（CRP）和血沉升高，降钙素原正常。严重者 D- 二聚体升高。

在鼻咽拭子、痰、下呼吸道分泌物、血液、粪便等标本中可检测出新型冠状病毒核酸。

### （三）胸部影像学

早期呈现多发小斑片影及间质改变，以肺外带明显。进而发展为双肺多发磨玻璃影、浸润影，严重者可出现肺实变。胸腔积液少见。

## 二、诊断标准

### （一）湖北以外省份

#### 1. 疑似病例

结合下述流行病学史和临床表现综合分析。

（1）流行病学史

① 发病前 14 天内有武汉市及周边地区，或其他有病例报告社区的旅行史或居住史。

② 发病前 14 天内与新型冠状病毒感染者（核酸检测阳性者）有接触史。

③ 发病前 14 天内曾接触过来自武汉市及周边地区，或来自有病例报告社区的发热或有呼吸道症状的患者。

④ 聚集性发病。

（2）临床表现

① 发热和（或）呼吸道症状。

② 具有上述肺炎影像学特征。

③ 发病早期白细胞总数正常或降低，或淋巴细胞计数减少。

有流行病学史中的任何一条，符合临床表现中任意 2 条。无明确流行病学史的，符合临床表现中的 3 条。

#### 2. 确诊病例

疑似病例，具备以下病原学证据之一者。

① 呼吸道标本或血液标本实时荧光 RT-PCR 检测新型冠状病毒核酸阳性。

② 呼吸道标本或血液标本病毒基因测序，与已知的新型冠状病毒高度同源。

### （二）湖北省

#### 1. 疑似病例

结合下述流行病学史和临床表现综合分析。

（1）流行病学史

① 发病前 14 天内有武汉市及周边地区，或其他有病例报告社区的旅行史

或居住史。

②发病前 14 天内与新型冠状病毒感染者（核酸检测阳性者）有接触史。

③发病前 14 天内曾接触过来自武汉市及周边地区，或来自有病例报告社区的发热或有呼吸道症状的患者。

④聚集性发病。

（2）临床表现

①发热和（或）呼吸道症状。

②发病早期白细胞总数正常或降低，或淋巴细胞计数减少。

有流行病学史中的任何一条或无流行病学史，且同时符合临床表现中 2 条。

### 2.临床诊断病例

疑似病例具有肺炎影像学特征者。

### 3.确诊病例

临床诊断病例或疑似病例，具备以下病原学证据之一者。

①呼吸道标本或血液标本实时荧光 RT-PCR 检测新型冠状病毒核酸阳性。

②呼吸道标本或血液标本病毒基因测序，与已知的新型冠状病毒高度同源。

## 三、鉴别诊断

主要与流感病毒、副流感病毒、腺病毒、呼吸道合胞病毒、鼻病毒、人偏肺病毒、SARS 冠状病毒等其他已知病毒性肺炎鉴别，与肺炎支原体、衣原体肺炎及细菌性肺炎等鉴别。此外，还要与非感染性疾病，如血管炎、皮肌炎和机化性肺炎等鉴别。

## 第二节 中医诊法

中医诊法有别于西医诊法，西医诊法在于寻找病原体，通过临床表现、实验室检查对疾病进行诊断，而中医诊法则在于收集四诊的病情资料，并将其作为辨证施治的依据和前提。清·林之翰《四诊抉微·自序》曰："诣泰华者，非济胜之具，不能以登其巅；涉江汉者，非舟楫之用，未足以达其源……维医之为道……阐微穷奥，首重于诊……如临河问津，舍梁筏乌能飞渡耶？"

新冠肺炎从现代医学角度来说，因感染病毒所致，出现发热、乏力、干咳、呼吸衰竭等症状。而从中医角度而言，新冠肺炎属于湿疫，与湿邪关系最为密切，湿邪容易兼杂其他病邪，只有掌握准确而细致的诊察手段，才能在错综复杂的临床表现中做出正确的辨证，避免误诊漏诊。

中医诊法包括望闻问切四个方面，由于新冠肺炎属于乙类传染病，按照甲类传染病进行管理，防治过程中需要进行有效隔离。因此，望诊成为临床诊治的首要方法。

# 一、望诊

望诊内容包括观察患者的精神状态、面部色泽、形体动态、舌象等，其中舌象在新冠肺炎的诊断中具有比较重要的意义，需要特别加以重视。

## （一）望舌

### 1. 望舌苔

舌苔乃胃气上蒸而成，清·吴坤安说："舌之有苔，犹地之有苔，地之苔，湿气上泛而生；舌之苔，胃蒸脾湿上潮而生，故曰苔"（《伤寒指掌》）。湿邪是有形之阴邪，容易阻碍脾胃升降运化，造成舌苔异常改变，所以诊察舌苔的状况，可以较直观地了解湿邪的多少、病性的寒热、脾胃的盛衰等情况。观察舌苔要注意舌苔的有无、腻腐、厚薄、润燥、有根无根和苔色等现象。

（1）望苔质　苔质颗粒细腻，揩之不去，刮之不脱，上面罩一层油腻状黏液，称为"腻苔"。腻苔是由于脾胃之气夹湿邪、食滞等秽浊之气上蒸而成，是判断湿证最主要的指征。本次新冠肺炎临床最常见的舌苔，就是腻苔。

通过腻苔的颜色可以判断兼寒或兼热，寒湿者苔白腻，湿热者苔黄腻。见图4-1～图4-16。

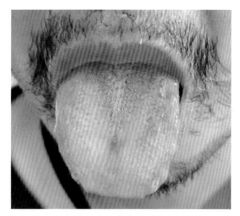

图4-1　舌淡暗，边有齿痕，苔白厚腻。提示：
　　　　寒湿、脾虚、瘀血

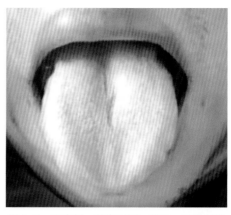

图4-2　舌尖红，苔白厚腻。提示：湿重于热

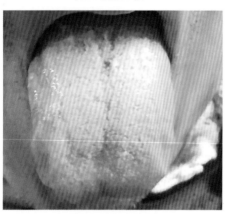

图4-3　舌淡紫，边有齿痕，苔白厚黏腻，稍有
　　　　干燥。提示：寒湿疫疠之邪闭肺，聚而生痰，气
　　　　滞血瘀，气不布津

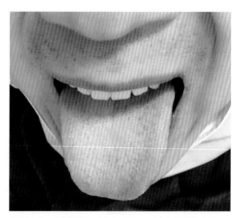

图4-4　舌淡紫，舌尖稍红，苔白厚腻稍干。
　　　　提示：湿热蕴肺（湿重于热），气不布津

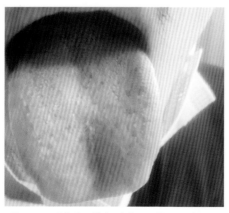

图4-5　舌淡暗，苔白腻稍厚。提示：寒湿，
　　　　瘀血

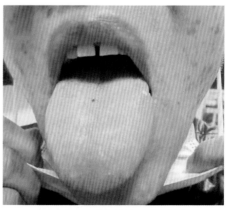

图4-6　舌尖红，质紫，苔白厚腻。提示：上焦
　　　　有热，湿邪内蕴，血脉不畅

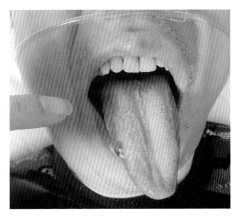

图4-7 舌偏红，苔白腻稍厚。提示：湿热并重

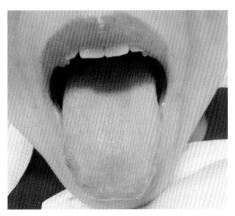

图4-8 舌淡紫，苔厚腻，黄白相兼，润泽。
提示：湿热内蕴，瘀血

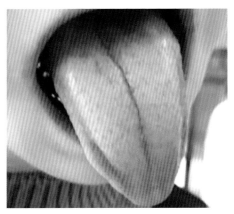

图4-9 舌红，苔黄厚腻。提示：湿热并重

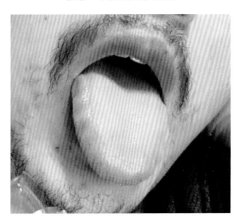

图4-10 舌淡红偏暗，边有齿痕，苔薄黄腻。
提示：湿热内蕴，血脉不畅，素体脾虚

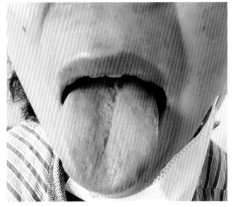

图4-11 舌尖红，质淡紫，苔薄黄腻。提示：
湿热，瘀血

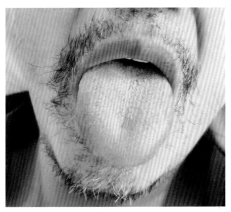

图4-12 舌淡红而暗，苔黄厚腻干燥。提示：
湿热伤津，血脉不畅

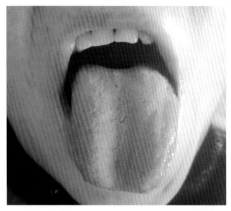

图4-13　舌淡红，苔淡黄厚腻。提示：湿热证

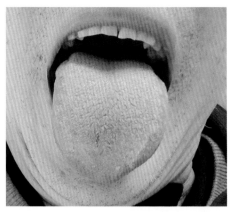

图4-14　舌前部红，苔淡黄厚腻干燥。提示：湿热伤津

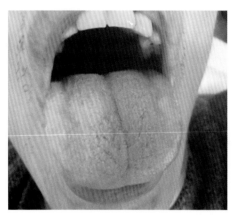

图4-15　舌淡紫，苔淡黄厚腻。提示：湿热（湿重于热），血脉不畅

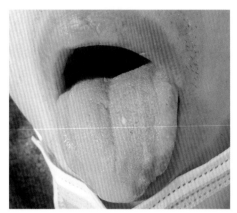

图4-16　舌淡白，苔微黄腻，两边有肝郁线。提示：湿热证，肝郁

通过腻苔的厚薄可以了解湿邪的轻重多寡，湿邪深重壅盛，苔必腻而厚浊；湿邪轻浅而少，苔多为薄腻。见图4-17～图4-19。

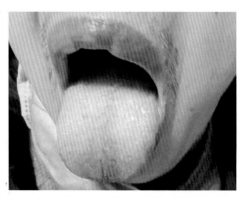

图4-17　舌前部红，苔白厚腻。提示：湿热证，湿重于热

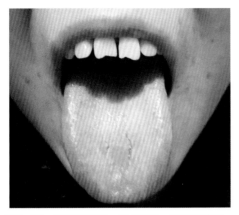

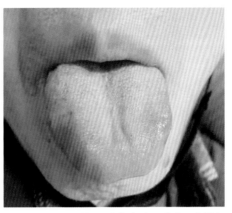

图4-18 舌淡红而紫，舌尖偏红，苔白腻稍厚。
提示：上焦湿热

图4-19 舌质淡红，边有齿痕，稍胖，中前部
薄白腻，根部白厚腻。提示：湿邪，脾虚

清·吴坤安说："黏腻舌苔（此处之黏腻苔，应属我们现在所称的腻苔——编者注）为湿邪之验，白而黏腻者寒湿，黄而黏腻者湿热，更验其小便不利，大便反快为湿邪，痞满乃湿邪结于中焦，宜厚朴、苍术、二陈之类，苦温以开泄之"。（《伤寒指掌》）有些腻苔上面所罩的黏液，特别垢浊滑腻而量多，称为"黏腻苔"，说明湿邪与痰浊互结。

腻苔的消长，可以反映湿邪的消长和疾病的预后。如果腻苔日渐趋厚，说明湿邪的量日渐增加，疾病日重。如果厚腻苔消退，说明湿邪渐退，病乃向愈，但消退速度总以逐渐为佳。如果操之过急，重用攻下，腻苔可骤然退尽，呈现镜面舌，乃重下之后，脾气大伤之恶证；有些厚腻苔患者经过使用大剂量的化湿药和消导药，湿邪骤去，舌苔迅速变薄，而不见底，亦为佳兆，但是毕竟湿邪来缓去迟，非一役可克，故通常过2～3天舌苔又重新增厚。

新冠肺炎经过有效治疗之后，患者自觉症状完全消失，认为病已痊愈。医者此时最需再验一遍舌苔，若舌苔恢复正常的薄白苔，说明湿邪已基本祛除；若腻苔仍在，说明湿邪未完全清除，不久必再发作，切不可心存侥幸，姑息余邪，遗留后患，而当一鼓作气，除邪务尽。

正常的舌苔应当是干湿适中。若水液过多，扪之湿而滑利，甚则涎流欲滴，称为滑苔。滑苔主寒主湿。见图4-20、图4-21。

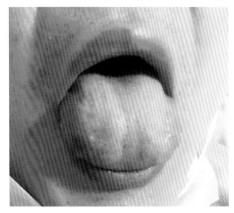
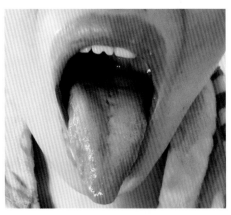

图4-20　舌紫，苔淡黄腻水滑。提示：湿热，
　　　　瘀血

图4-21　舌紫，苔微黄腻水滑。提示：湿热，
　　　　瘀血

　　薄白滑苔多是寒湿客表；滑而厚腻多是寒湿之邪内停脏腑；滑而少苔或无苔多是脾肾阳虚严重，兼夹水湿不化；黑滑苔是脾肾阳虚，寒水上泛，阳虚阴盛之候。见图 4-22、图 4-23。清·吴坤安说："黑滑太阴寒水侮，腹痛吐利理中寻"。(《伤寒指掌》)

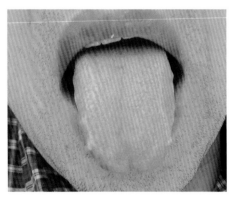
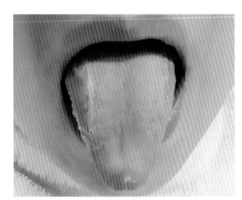

图4-22　舌淡暗，边有齿痕，苔微黄黏腻，舌
　　　　两边有肝郁线。提示：湿热中阻，
　　　　胆郁痰扰

图4-23　舌淡紫，苔白厚腻，干燥甚，肝郁
　　　　线。提示：湿热化燥伤津，可能因焦虑所致肝气
　　　　郁结（舌尖红应为伸舌过于紧张导致舌前部肌肉
　　　　过度收缩使局部充血所致）

　　望之干枯，扪之无津而涩者为燥苔。燥苔多见于津液受损的病证，较多的新冠肺炎患者也出现燥苔，这是由于湿邪阻滞津液运行的通道和气机，以致津液不能上承于口所致。刘恒瑞说："湿证舌润，热证舌燥，此理之常也。然亦有湿邪传入气分，气不化津而反燥者"。(《察舌辨症新法》)也有因湿热化燥伤津而致燥苔者。前者多舌质淡，后者则多舌质红。见图 4-24～图 4-32。

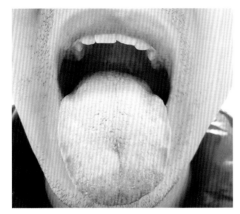

图4-24 舌红，苔黄厚腻而燥。提示：湿热伤津

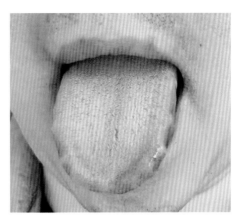

图4-25 舌紫，边有齿痕，苔微黄厚腻干燥。提示：湿热伤津，血脉不畅

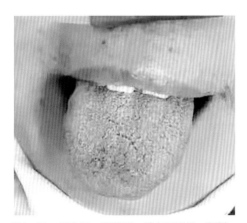

图4-26 舌尖红，质淡紫，苔白厚干燥，粗糙。提示：湿热化燥伤津，病入营血

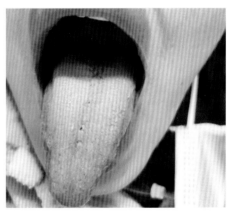

图4-27 舌紫，苔黄厚腻而干燥。提示：湿热伤津

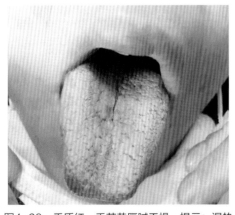

图4-28 舌质红，舌苔黄厚腻干燥。提示：湿热化燥伤津

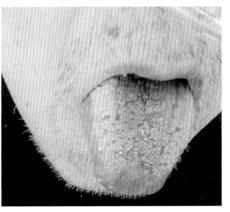

图4-29 舌红，苔黄厚干燥，有剥脱。提示：热盛伤津

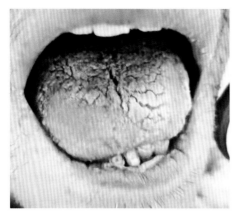

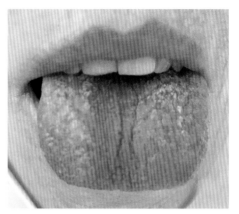

图4-30 舌淡白，苔厚灰黄，燥裂，粗糙，舌失荣润。提示：正气大虚，阴津大亏，预后差

图4-31 舌绛紫，剥苔，根部有少许黄苔。提示：热入营血，津液耗伤

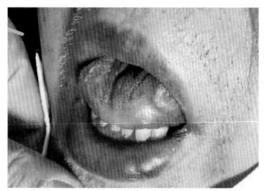

图4-32 舌绛，苔黄燥裂，有剥苔。提示：热入营血，津液大伤

　　霉酱苔是红中发黑，又带黄色，类似霉酱之色。《舌鉴辨证·霉酱色苔舌总论》说："霉酱色者，有黄赤兼黑之状，乃脏腑本热而加有宿食也。凡内热久郁者，夹食中暑者，夹食伤寒传太阴者皆有之。"可见此苔是先有宿垢湿浊，积久化热而成，故主湿热久郁，夹有食滞。若霉色而中有黄苔，属实热郁积；若中霉浮厚，是宿食郁久化热，胃伤脾困。见图4-33、图4-34。

　　苔厚而颗粒粗大疏松，形如豆腐渣堆积舌面，揩之可去，称为"腐苔"。《察舌辨症新法·厚腐与厚腻不同辨》说："腐者如腐渣，如腐筋，如豆腐堆铺者，其边厚，为阳有余，能鼓胃中腐化浊气上升，故有此象。"腐苔多因胃阳上蒸，浊气上达所致，常见于湿热证兼夹食积、秽浊之气。见图4-35。

　　若见厚腻苔转变为腐苔是治疗得当，湿邪欲化，气机逐渐宣通之象。腐苔脱落之后，若舌面平铺薄苔，是邪去正复之佳兆；若中间光剥无苔，根部

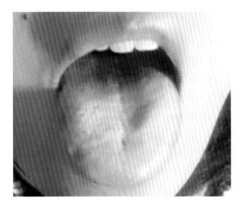

图4-33　舌尖红，舌苔霉酱厚。提示：湿浊邪
　　　　热内盛

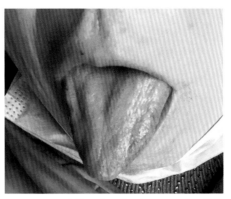

图4-34　舌绛紫，苔霉酱。提示：湿浊邪热郁
　　　　阻气分，渐入营分

和两侧腐苔不去，是脾胃之气受伤，
湿浊未清之象，治当扶正祛邪，调
补脾胃与化湿利湿并用。

　　正常的舌苔是薄白苔，是脾胃
生发之气上熏，胃津上蒸而成。如
章虚谷在《伤寒论本旨·辨舌苔》中
说："舌苔由胃中生气以现，而胃气
由心脾发生，故无病之人常有薄苔，

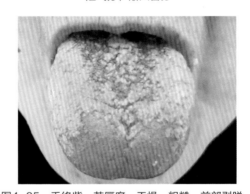

图4-35　舌绛紫，苔厚腐，干燥，粗糙，前部剥脱。
　　　　提示：热入营血，气分湿热未清，化热化燥伤津

是胃中之生气，如地上之微草也。"不论什么阶段的新冠肺炎患者，大致若见
薄白苔，就是正盛邪轻或邪去正复之佳兆。见图 4-36、图 4-37。

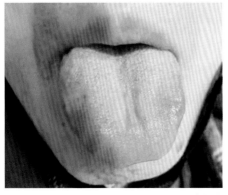

图4-36　舌淡红，边有齿痕，薄白腻，中部少
　　　　苔，根部稍厚。提示：脾虚湿困

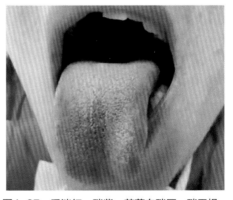

图4-37　舌淡红，稍紫，苔薄白稍厚，稍干燥。
　　　　提示：湿性疫疠之邪内侵，血脉不畅，邪气相对
　　　　轻浅，津液有所不布

但是，舌苔如果太薄，似有似无，或全部或部分剥落，且剥落处无苔，是脾胃气阴受损之象。因为胃气匮乏，不得上熏于舌，胃阴枯竭，不能上潮至口所致。

厚苔是胃气兼夹湿浊、痰食等病邪上蒸而成，有厚苔即说明有邪气，苔厚的程度反映了邪气的多少和深浅。故章虚谷说："胃有生气，而邪气入之，则苔即长厚，如草根之得秽浊而长发也"（《伤寒论本旨·辨舌苔》）。见图4-38～图4-41。

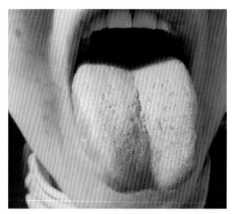

图4-38　舌淡红，苔厚腻而干，黄白相兼。
提示：湿热伤津

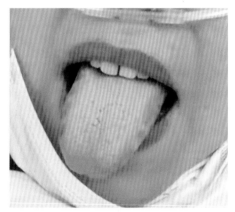

图4-39　舌紫，边有齿痕，苔厚腻干燥，黄白
相兼。提示：湿热壅盛，血脉不畅，化燥伤津，
兼有脾虚

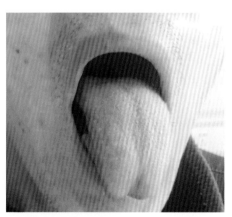

图4-40　舌淡紫，苔白厚干燥，粗糙。提示：
寒湿内侵，肺气郁闭，气不布津

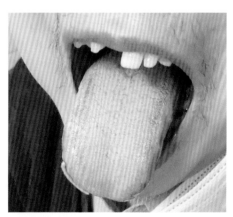

图4-41　舌紫，边有齿痕，苔白稍厚，干燥。
提示：素体血瘀，湿性疫气犯肺，气不布津

白厚而润者，是脾胃为寒湿困阻。

苔白厚而干燥，多是湿邪中阻，津液不能上承。

白厚如积粉，满布舌面是湿热证邪伏膜原。清·石寿棠说："膜原邪重，则舌苔满布，厚如积粉，板贴不松"（《医原·湿气论》）。本次新冠肺炎的患者，很多出现积粉苔，这也是从中医学角度看本病的一个重要特征。从这点来看，积粉苔是未来判断湿疫的一种重要指标。积粉苔，从舌苔特征上看，有"快、白、厚、干"的特点。"快"指舌苔由薄变厚的速度，比一般外感病快得多，由此提示此次湿性疫疠之邪致病速度快，闭阻气机，直中脏腑。"白"指白苔，是因为舌苔由白转黄的速度跟不上病情的急剧发展。"厚"指厚苔，说明短期内邪气积聚，病邪深重。"干"指苔干，说明湿性疫气闭阻气机，气不布津，或急速化热损伤津液。

黄厚而润滑，为湿热内滞。清·石寿棠说："脾胃湿热素重者，往往经年有白厚苔或舌中灰黄"（《医原·望病须察神气论》）。

若苔黄厚而干燥苍老，多是里热亢盛，津液受损之证。见图4-42～图4-53。

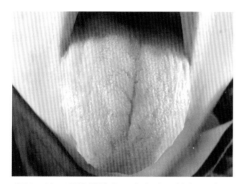

图4-42　舌淡紫肿大，有齿痕，苔白厚腻而润。提示：寒湿内固

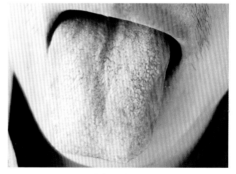

图4-43　舌淡紫，苔白厚腻而干燥。提示：湿疫之邪化燥伤津

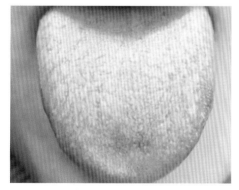

图4-44　舌紫，苔白厚腻，干燥。提示：湿浊疫疠闭肺，气滞血瘀，气不布津。此为积粉苔早期舌象

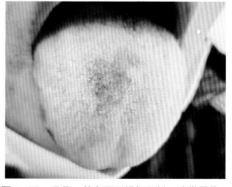

图4-45　舌紫，苔白厚干燥如积粉，略带霉酱。提示：湿浊邪热伤津，邪气弥漫，血脉不畅

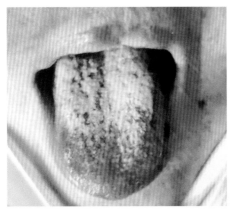

图4-46　舌红绛，苔白厚干燥如积粉。提示：
热入营血，气分湿热化燥伤津

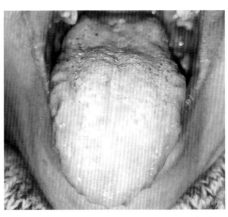

图4-47　舌白厚干燥如积粉。提示：湿性疫疠
邪气亢盛，肺气闭阻，气不布津

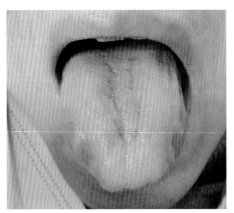

图4-48　舌淡红，苔黄厚腻而润滑。提示：
湿热证

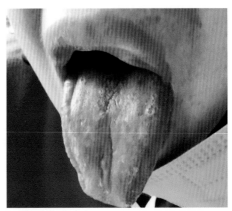

图4-49　舌淡红，中前部剥苔，根部黄厚
腻苔。提示：脾气虚，湿热

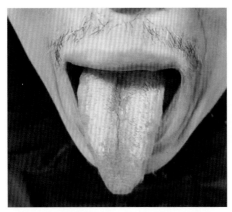

图4-50　舌淡红，中剥苔，舌两边白厚腻苔。
提示：脾虚，肝胆湿热

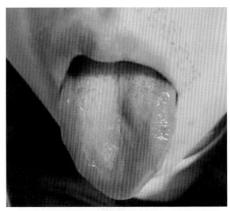

图4-51　舌紫，边有齿痕，稍胖，苔少，根部
白腻苔。提示：脾虚，瘀血，湿邪

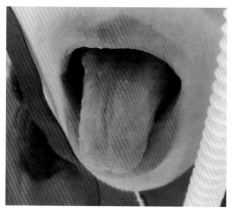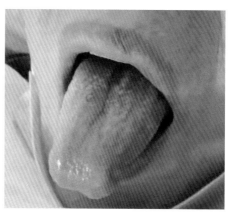

图4-52 舌淡紫、瘦薄，苔少。提示：舌质淡 紫瘦薄说明身体精气不足，阳气亏虚；舌苔少说 明脾虚

图4-53 舌质瘦薄、淡紫，苔少，有少量白色 腐腻苔，无根。提示：脾肾亏虚，阳虚血瘀， 湿浊未尽

舌苔全部或部分剥落的苔质。全部剥落，而且不复生，全舌面光洁如镜，称为光剥舌，又称镜面舌、光莹舌。主阴津枯竭，胃气将绝。若舌质淡红而光莹无苔，为脾胃损伤，气血两亏已极；若舌红绛而光莹，为胃肾阴液枯竭，水涸火炎的危候。

望苔质尚应注意有根和无根。无论苔之厚薄、腐腻，若紧贴舌面，似从里生出者是为有根苔；若舌苔四周洁净如截，无薄薄之苔与舌质相连，似浮涂在舌上，不是舌所自生的，则为无根苔。见图4-54、图4-55。

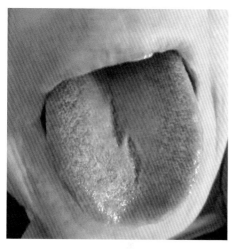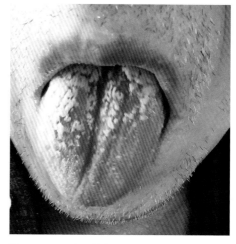

图4-54 舌红，苔淡红、厚腻而干燥 （有根苔）。提示：湿热伤津

图4-55 舌绛，苔少，舌面干燥，有部分腐腻 苔（无根苔）。提示：热入营血，气阴大伤

有根苔是脾胃生发之气熏蒸，上聚于舌体而成，表示有胃气。新冠肺炎过程中，出现无根苔提示胃气匮乏，不能续生新苔。

应注意的是，临床上要分辨染苔。染苔是指舌苔被食物或药物染色，改变原有苔色。望舌苔时需排除染苔的假象，以便准确诊断。染苔是暂时性的，与病理性的无根苔不同。见图4-56、图4-57。

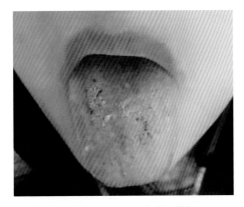
图4-56 染苔一，为食后拍摄

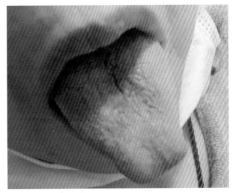
图4-57 染苔二，为食后拍摄

（2）望苔色 新冠肺炎患者的舌苔可见白、黄、灰、黑、绿等颜色，舌苔的颜色主要可反映病性的寒热和病位的深浅。

白苔主表证和寒证。薄白苔是正常的舌苔，即使有病，也属病邪轻浅。厚白而润之苔提示寒湿证和湿重于热的湿热证，但是前者舌质的颜色多是淡白色，后者舌质的颜色多是偏红色。见图4-58、图4-59。

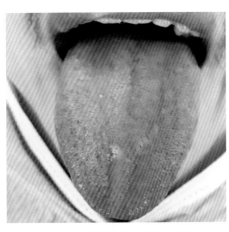
图4-58 舌紫，苔薄白腻。提示：素体瘀血，湿邪

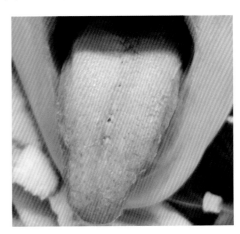
图4-59 舌淡紫，舌尖红，苔微白厚腻。提示：湿热证

黄苔主热证，有淡黄、深黄和灰黄之分，颜色越深说明热邪越重，病位越深。湿热证的黄苔，多表现为黄腻、黄润、黄腐苔。

薄黄而腻，提示病情较为轻浅，治疗得当，病邪易去，疗程较短；黄厚而腻，提示病邪深重，即使治法正确，病邪亦黏滞难去，疗程必长。见图4-60、图4-61。

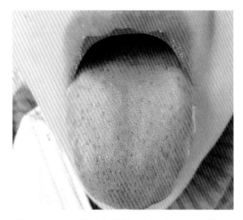

图4-60　舌紫，苔薄黄而腻。提示：湿热，瘀血

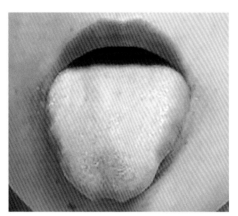

图4-61　舌淡红，舌尖红，苔黄厚腻。提示：湿热壅盛

同样是黄厚腻苔，尚要注意质地、颜色深浅及滑腻之别，清·石寿棠说："然黄要有地质之黄，乃可用苦辛重剂，若消黄光滑乃无形湿热，已见虚象，宜蒌、贝、栀、翘之类，微辛微苦轻轻开化，大忌苦辛重剂"。（《医原·望病须察神气论》）

黄腻苔主湿热证，是临床的通常情况。但是个别黄腻苔也可能主寒证，这种情况，舌苔的颜色多数是淡黄的。柯梦笔说："黄苔主寒者，多见淡黄或浅黄而滑，或灰黄腻而滑，或黄滑腻而罩黑，或白腻而罩淡黄，或黄白相兼而滑，舌质偏淡或淡白而胖嫩"（《长江医话》）。黄苔若干燥，多说明湿邪已化燥伤阴。见图4-62、图4-63。

灰黑苔一般说明病情深重，应当根据润燥和舌质的颜色，来判断其主病。舌苔灰黑、润滑、舌质淡白，说明寒湿内盛，肾阳虚衰，寒水上泛。舌苔灰黑厚腻，舌质偏红，说明湿热深重，搏结难解。舌苔灰黑而干燥，是热盛阴伤。见图4-64～图4-66。

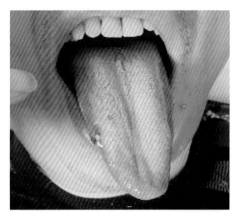

图4-62　舌淡红，苔淡黄腻苔。提示：湿热证

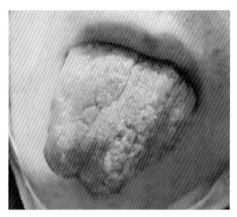

图4-63　舌绛紫，苔黄干燥。提示：热入营血，气分热盛伤津

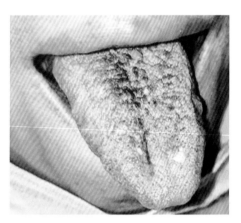

图4-64　舌紫，苔灰黑而干燥。提示：湿浊疫气郁闭，血脉不畅，化热化燥伤津

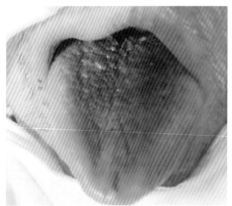

图4-65　舌紫，苔厚焦黄发黑，干燥，粗糙。提示：湿热化燥伤津，气营同病

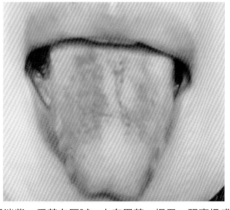

图4-66　舌淡紫，舌苔白厚腻，上有黑苔。提示：阴寒极盛，血脉不畅

## 2. 望舌质

（1）望舌色　舌色较正常浅淡，红色少而白色偏多，称为"淡白舌"。脾肾阳虚，寒湿内停者常见淡白舌，是由于阳虚，气血生化不足，推动血液运行之力亦减弱，以致血液不能营运于舌中所致。见图4-67～图4-73。

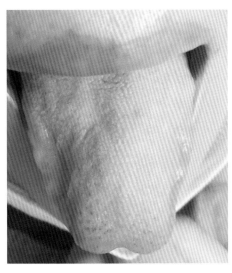

图4-67　舌质淡白，苔白腻。提示：寒湿证

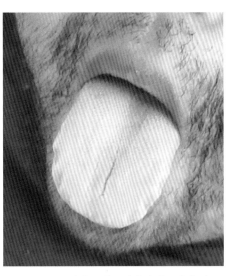

图4-68　舌淡白而嫩，边有齿痕，苔白腻。
提示：寒湿证，脾虚

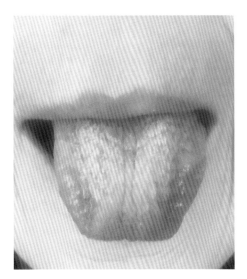

图4-69　舌淡白而紫，苔微黄腻，中部苔少。
提示：湿重于热，瘀血

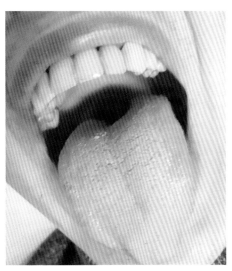

图4-70　舌淡紫，苔白厚腻。提示：寒湿，
瘀血

第四章　新冠肺炎诊法

45

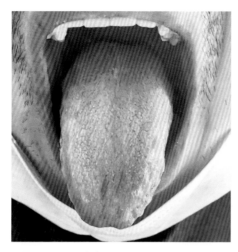

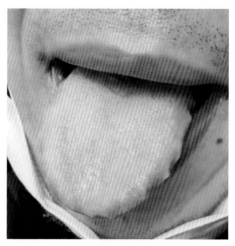

图4-71 舌淡紫，尖红，苔白厚腻干燥。
提示：上焦湿热（湿重于热），化燥伤津，
血脉不畅

图4-72 舌淡紫，边有齿痕，苔白腻稍厚。
提示：寒湿，脾虚，瘀血

　　淡红舌兼苔白腻，舌质胖嫩，提示湿邪客于体内，但未兼寒或兼热。由于湿为阴邪，阻遏气血运行，故单纯湿邪为患，引起的淡红舌，可能颜色比平人的"淡红舌"淡而比阳虚者红。见图 4-74。

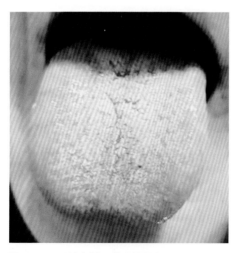

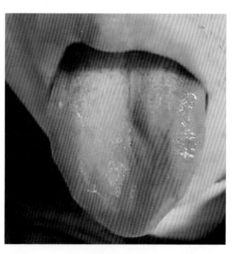

图4-73 舌淡白甚，苔白厚燥如积粉。提示：
寒湿内侵，肺气郁闭，气不布津

图4-74 舌淡红而嫩，苔白腻，根部厚。提
示：脾虚湿盛

　　红舌，主热证，红色越深说明热邪越重。因此，红色颜色的轻重，是临床判断湿热证，湿重于热或热重于湿的重要标志；也是湿热证治疗中，清热药使用时确定药量轻重和疗效好坏的重要标志。见图 4-75～图 4-82。

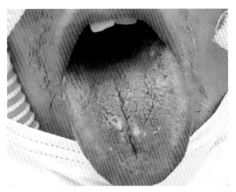

图4-75　舌红，苔黄厚燥。提示：热盛伤津

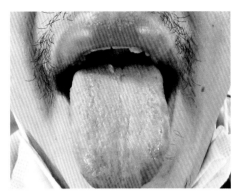

图4-76　舌红，苔黄腻干燥。提示：湿热内
蕴，热重于湿

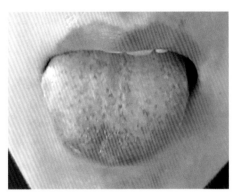

图4-77　舌尖红，苔白腻。提示：湿重于热

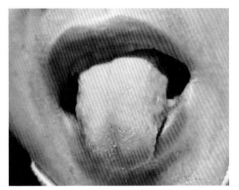

图4-78　舌尖红，苔白厚腻。提示：舌尖红说明
上焦热盛；苔白厚腻说明湿性疫疠之邪来势凶猛

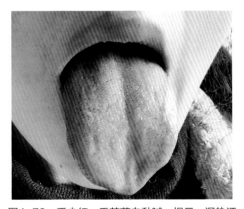

图4-79　舌尖红，舌苔薄白黏腻。提示：湿热证

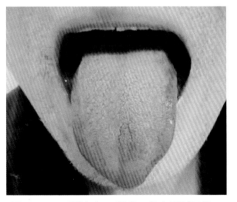

图4-80　舌前部红，质紫，苔白厚腻干燥。
提示：这是一张素体尚可，肺部感受湿性疫疠之
邪比较典型的舌象。舌紫可能素体瘀血，舌前部
红说明上焦有热，舌苔白厚腻说明湿邪阻滞，舌
苔干燥说明气不布津

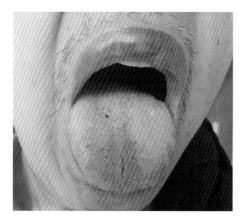

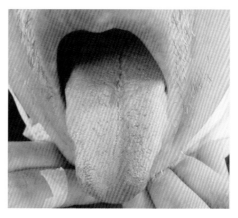

图4-81　舌前部红，苔白厚腻干燥。提示：上焦　　图4-82　舌前部红，质紫，苔黄厚腻干燥。
　　　　湿热伤津　　　　　　　　　　　　　　　提示：湿热阻肺，化燥伤津，血脉不畅

　　绛舌是热入营血之象，绛舌而无腻苔，说明病已从阳化热化燥，深入营血；若尚有腻苔，说明气分湿浊之邪未尽，病又深入营血。见图4-83～图4-85。

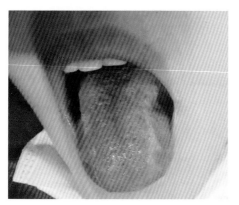

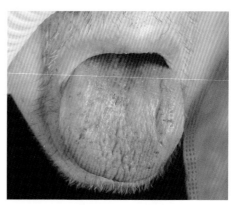

图4-83　舌红稍绛，苔白厚腻，稍干，中部少　　图4-84　舌红绛，干燥镜面舌，裂纹。
　　　　苔。提示：湿热化热，化燥伤津，渐入营分　　　　　提示：热入营血，津液大伤

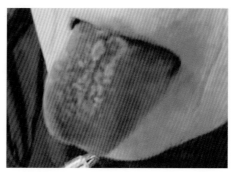

图4-85　舌绛紫，舌苔腐腻、剥脱。提示：热入营血，脾胃气阴大伤，湿热未尽

青紫舌是血液瘀滞所致，因湿邪阻滞血液运行，致使血液运行迟缓，甚至瘀血，提示病位较深之象，所谓："久病入络"。见图4-86～图4-90。

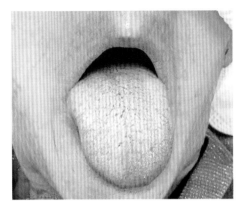

图4-86　舌紫，苔白厚腻。提示：湿邪，瘀血

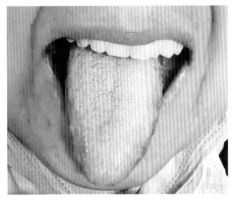

图4-87　舌紫，苔白厚黏腻。提示：痰湿，瘀血

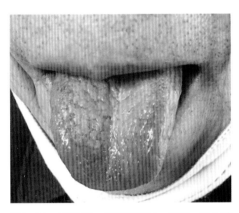

图4-88　舌绛紫，苔黄厚黏腻。提示：热入营血，湿热夹痰

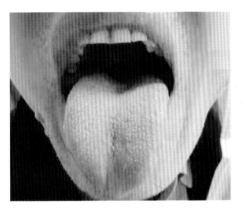

图4-89　舌淡紫，苔白厚腻干燥。提示：瘀血，寒湿郁阻，气不布津

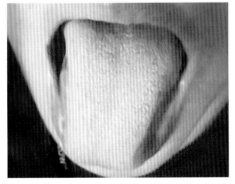

图4-90　舌淡紫，苔白厚腻稍干燥。提示：寒湿闭肺，气滞血瘀，气不布津

舌下脉络青紫曲张，或舌下黏膜有瘀点和瘀斑，亦是"久病入络"之兆，提示湿邪和瘀血、痰饮互相搏结，阻滞于体内。见图4-91。

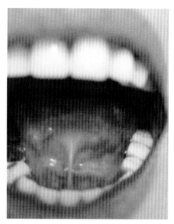

图4-91　舌下脉络青紫曲张。提示：瘀血

（2）望舌形　舌质纹理细腻，颜色娇嫩，舌形浮胖，称为娇嫩舌，由气血亏虚，不充形体，或阳虚生寒，水湿不化所致。见图4-92。

舌体较正常胖大，伸舌满口，常兼齿痕，称为"胖大舌"，多因水湿内停，潴留舌体所致。见图4-93。

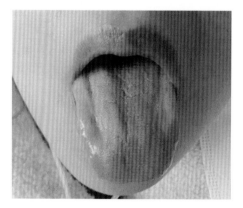

图4-92　舌质淡紫，娇嫩，苔薄白腻，中部偏少。提示：脾虚湿盛，瘀血

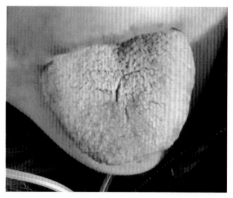

图4-93　舌质紫，舌形胖大，白厚燥苔。提示：湿疫之邪侵袭，肺气郁闭，血脉不畅，气不布津

若淡白胖嫩，舌面水滑，多是脾胃阳虚，气不化津，水湿上泛所致；若舌色偏红而胖大，多因湿热与痰浊相搏，是湿浊痰饮上泛之候；若舌质娇嫩而不胖大，多主气血不足等虚证。

## （二）望全身、二便、痰涎、呕吐物

新冠肺炎病位在肺，涉及中焦脾胃，肺为贮痰之器，脾为生痰之源，故临床上部分患者出现痰涎、呕吐物、分泌物，应该认真辨别。

（1）望痰液　单纯湿邪为病或寒湿为病，一般表现为咳痰量多，白滑而易咳出。多因为脾虚不运，水湿不化，聚而成痰，《望诊遵经·诊痰望法提纲》说："滑而易出者，湿痰属脾"。《症因脉治·外感痰症》认为："湿痰之因，或坐卧卑湿，或冲风冒雨，则湿气袭人，内与身中之水液交凝积聚"。《杂病源流犀烛·痰饮源流》说："在脾曰湿痰，其色黄，滑而易出，多倦怠软弱喜卧，腹胀食滞，脉必缓。或挟虚、挟食、挟暑、挟惊，各宜从脾分治。"

湿热为病，痰的性状多种多样，其色或白或黄，或咳吐脓血腥臭痰，质多黏稠；痰量或多或少，甚至无痰。湿热证咳嗽无痰，历史上的文献均未见记载和报道，编者在临床工作中屡见不鲜，在湿热咳嗽中占有相当大的比例，而此次新冠肺炎患者出现的干咳少痰与编者认识一致，其病机是肺气郁闭、邪无出路所致，治疗上仍需宣通肺气、清热化痰。故临床辨证不能以痰的多少来判断是否为湿热证之咳嗽，仍然应以舌苔黄腻为诊断的主要依据。

（2）望涎唾　涎唾清稀量多，多是脾肾阳气不足，不能固摄和温化津液，或寒湿内停、水湿不化而致，常伴疲乏畏寒，舌淡白，苔白滑。

涎唾黏稠、量少，多见于湿热证热邪较重者，由于湿邪为热邪所蒸，上泛而成，常伴口苦、口臭、口黏、口舌生疮、舌偏红苔黄腻。

患者反见口干，涎唾质地黏腻，量不多，难以咳出，然舌苔仍然是腻苔，则是痰湿互结，阻塞津道，治疗多以二陈汤取效。

（3）望呕吐物　胃气以降为顺，脾胃升降失常，呕吐为其常见症状之一，《景岳全书·杂证谟·湿证》认为："在脏腑则为呕恶，胀满。"观察呕吐物的性质，对了解新冠肺炎的寒热属性和胃受病的程度等情况有一定意义。

呕吐物清稀无臭，多见于寒湿之邪阻滞于胃，胃失和降之证。

呕吐物秽浊酸臭，多是湿热之邪壅滞于胃，湿热与饮食物蒸腐，胃气上逆所致。

食滞严重者呕吐物中会夹有较多的不消化食物。若呕吐物夹有痰涎，说明湿邪积久已部分化为痰饮，成湿邪与痰饮并存之势。

## 二、问诊

医生通过询问患者或陪诊者，了解疾病的发生、发展、治疗经过、现在症状和其他与疾病有关的情况，是疾病诊断的一个重要组成部分。《素问·徵四失论》："诊病不问其始，忧患饮食之失节，起居之过度，或伤于毒。不先言此，卒持寸口，何病能中。"

### （一）问病史

新冠肺炎属于传染病，易感人群与确诊患者或疑似患者的接触史成为问诊的重中之重。

具体标准参见本书第四章第一节"二、诊断标准"。

### （二）问现在症状

新冠肺炎与湿关系密切，湿邪容易阻碍阳气和血液津液的运行，出现类似气血津液不足，尤其是阳气不足的表现。《六因条辨·伤湿辨论》："若湿之微者，依然外无痛楚，内不烦扰，但觉倦怠嗜卧，脉证缓弱，一如虚损。斯候也，误补之则湿遂化热而病反增剧，误消之则湿留正损而更觉难堪"。因此，仔细询问每个主要症状，了解推导其产生的机制，是中医诊断的重要途径。要着重了解主要症状发生的具体部位、性质、程度，症状加重或减轻的条件，然后，问清伴随症状。

#### 1. 问寒热

新冠肺炎在寒方面可出现畏寒、恶寒、恶风，在热方面可出现恶寒发热、但热不寒、寒热往来、但寒不热等热型。其表现有一定的特点。

（1）恶寒发热　新冠肺炎的表证期，不论湿热、寒湿，都可以出现恶寒发热，很多病例恶寒非常严重，有个患者表述为：怎么捂都捂不热的那种冷，恶寒严重说明邪气重笃。

湿热表证恶寒发热均明显，或发热甚于恶寒，大约其恶寒的程度比风热表证明显，比风寒表证轻些，在薛生白《湿热病篇》中说："湿热证，恶寒无汗，身重头痛……湿在表分。"

寒湿表证的恶寒较为严重，类似于伤寒病初起多恶寒严重，甚至战栗不止，头身疼痛，如《医原·湿气论》说："再以外感寒湿言之，寒湿为湿之本气，本气为阴邪，其见证也恶寒战栗，周身疼痛。"继而寒湿之邪郁于肌表腠理，正邪交争逐渐出现发热和恶寒并见。

（2）但热不寒　这种热型有两种情况，其中患者自觉发热，但初按肌肤多不甚热，扪之稍久才觉灼手，且身体发热明显，四肢不发热甚至冰冷，临床称为"身热不扬"。除了发热之外，患者尚有烦躁、懊闷的感觉，往往主诉为"闷热""烦热"。这是热邪为湿邪郁遏，透发不彻所致。这种发热以早晨热度为低，午后升高，故称"午后潮热"。《金匮要略》曰："病者一身尽疼，发热日晡所剧者，此名风湿。"体温计测量的体温可出现低热，中等热，高热，乃至超高热。与一般热病发热之不恶寒反恶热不同的是：湿邪偏重的发热，反恶热表现不明显；患者的体温与患者的感觉不一致，表现为体温计所测的体温远高于患者所感觉到的温度，这是湿邪郁遏，卫阳不能外达体表，皮毛腠理失温所致。新冠肺炎部分患者也有身热不扬的表述。

（3）寒热往来　可见于外感湿热邪郁少阳，湿阻三焦，或邪伏募原的阶段。表现为一天内寒热起伏、汗出热不解，伴口苦欲呕、胸闷脘痞、舌苔厚腻等症状，有湿重于热，湿热并重之不同。这种寒热往来与疟疾之寒热往来有所不同，疟疾为寒热往来，休作有时，一至三日一发，发作时恶寒、寒战、发热、汗出，交替发作。湿热证一日内寒热起伏，恶寒程度较轻，无寒战，寒热之间的界限无疟疾明显，汗出热不解。

（4）但寒不热　《景岳全书·湿证》："寒湿证，凡诸病湿而全无热脉热证者，便多寒湿之属。"此为外感湿邪，邪气入里，患者素体阳虚，从阴化寒，或内伤寒湿，患者必觉畏寒肢冷，喜暖而多加衣被。

2. 问汗

新冠肺炎患者汗出的机制主要为湿热交蒸，湿遏热伏，热邪迫使津液外泄所致。具有以下特点。①汗出的部位较局限，常见上半身、头部、足心、掌面汗出，这是由于湿邪阻滞经络，有些部位经络不畅，湿热郁蒸所致。②汗出之后，热退不多，一般的外感病往往汗出热退，而湿邪黏滞难去，故湿热证中发热后亦常伴汗出，但汗出之后，热势减退不多。③汗出之后精神比较清爽。因为湿热证通过汗出可以排泄出部分的湿邪，使气机比较通畅，所以患者觉得精神比较清爽。这与气虚自汗，汗出之后，气随津泄，出现手足冰冷，疲乏短气不同。④汗液的性质比较黏腻，颜色较深，有些患者的汗液甚至是黄色的。黄是土色，湿为土类，湿性黏腻。汗液黏腻和色黄一般多是湿热熏蒸所致。

寒湿证则较少汗出，多见少汗或无汗。但是，少数阳气亏虚，寒湿内停的患者，可能因气不摄津而汗出，表现为动辄汗出，汗液清稀，形寒肢冷，疲乏无力，舌淡白胖，脉细弱。

**3. 问饮食与口味**

新冠肺炎与脾胃关系密切，而脾开窍于口，故饮食口味上多有一定的表现，问诊时主要从口渴的有无、食欲、食量、喜冷、喜热、食物嗜好和口中有无异味等方面进行。

（1）口渴　湿热证热重于湿的患者，由于热邪伤津可能有明显的口渴欲饮，但程度比单纯的热证为轻，伴有高热、汗出、胸脘痞闷、舌红苔黄厚腻而干、脉洪数等症状。

寒湿证和湿热证湿重于热的患者，可表现为口不渴和口渴不多饮，并喜温饮。

口不渴的病机是湿邪偏重，津液未伤。

口渴不多饮并喜温饮的病机是：湿邪内困气机和经络，津液不能上承于口所致；温可行气而助阳，故尚喜温饮和热饮。若湿阻日久，湿瘀互结，患者多口干，但欲漱水而不欲咽，伴有舌色晦暗或有瘀斑。新冠肺炎患者存在口干不欲饮的表述。

对口渴的对症治疗上，最忌滥用滋阴生津药，助长湿邪。

（2）食欲减退　又称"纳呆""纳少"。患者因为脾胃为湿邪所困，运化能力低下，多有明显的食欲减退，而且厌食油腻不易消化和生冷的食品，其中以脾胃和肝胆湿困者表现突出。

寒湿证患者多喜食温热和辛香的食物，湿热证患者多喜食清淡的食物。由于新冠肺炎是湿邪为患，脾胃受邪，升降失常，患者多有食欲不振的现象。

### 4.问大便

《素问·阴阳应象大论》说："湿胜则濡泻。"新冠肺炎由于湿邪致病，易伤脾胃，因而患者多有程度不等的大便异常，其中以大便溏泄最为多见。

若患者大便溏泄，伴有肠鸣腹痛，恶寒，多为寒湿下注大肠。

若患者泄泻，泻势急迫，稀如蛋汤或黄糜，或便溏不爽，或有脓血，其味腥臭，为湿热下注大肠，大肠传导失司所致。

脾肾阳虚、寒湿内停的患者，可见黎明前腹痛作泻、泻后则安、腰膝酸冷。

一般脾虚湿困的患者，多见大便溏泄，纳少腹胀，腹痛隐隐。

湿热证患者，由于湿热困阻大肠气机，排便时多伴有肛门灼热感、排便不爽，即使便溏亦常有大便不爽、便出难尽之感，大便气味比较臭秽。

寒湿证患者多泄泻快利，伴严重阳虚者可见滑泻。

### 5.问睡眠

人类的睡眠与人体卫气循行，阴阳的盛衰、气血的盈亏以及心肾的相交有密切的关系。正常情况下，气血充盈，阴平阳秘，昼则卫气行于阳经，心肾相合，脑健神灵，精力充沛。夜则卫气入于阴经，心神归而守舍，肾志安平无扰，入睡宁静。湿为阴邪，容易阻遏气机，阻碍卫气的正常运行，更加上湿邪容易兼夹其他病邪为患，病机复杂，因而患者常有睡眠方面的病理表现。

（1）嗜睡　新冠肺炎患者可见嗜睡症状，这是因为湿邪阻遏阳气，清阳不升，常见白昼嗜睡，不同证候表现尚有差别。

若患者困倦易睡，伴有头目昏沉，精神不振，身重脘闷，苔腻脉濡者，多为痰湿困脾，清阳不升而致。

若患者饭后神疲困倦易睡，伴有食少纳呆，少气乏力，形体衰弱，多为脾胃气虚，中气不足，头失所养而致。

若患者极度疲惫，神识朦胧，似睡非睡，肢冷脉微，多为心肾阳衰，寒湿内盛所致。

若患者身热不扬，神识昏糊，时清时昧，喉中痰鸣，舌红苔黄厚黏腻，多见于痰热蒙蔽心窍。

（2）失眠　失眠常见于湿热证，尤其是湿热酿痰的病证中，单纯湿证或寒湿证则少见。

许多因思虑过度而致气机不畅，气机不畅导致湿邪内生的患者，其湿蕴日久容易酿痰化热，而致胆气不疏，心神被扰，出现失眠、睡眠较浅、时时惊醒，伴有胸闷、眩晕、胆怯、心烦、口苦、恶心，舌边尖红，苔黄厚黏腻，脉弦细滑。

湿热证，昼则卫气被遏，不能外达而精神不振，昏昏欲睡，夜则卫气不能顺利归于阴经，心神被热邪所扰，而致夜寐不安、多梦。《医原·望病须察神气论》说："湿属地气，地气为浊邪。浊邪最昏人神智，往往温病初起，即令人神气异常，昏糊烦躁，不知所苦。间有神清而能自主者，梦寐亦多不安，闭目即有所见。"

## 三、脉诊

由于湿邪容易阻碍气机和气血的运行，所以新冠肺炎在脉象上有较明显的病理反映。脉诊对新冠肺炎的诊断，治疗和预后判断均有重要的指导意义。但由于新冠肺炎有强烈的传染性，故诊脉时医者要注意防护。

寒湿证病机较为单纯，脉象亦较易掌握；湿热证病机复杂，脉象变化亦较繁复。兹分为寒湿和湿热两端阐述。

### （一）寒湿证的脉象

寒邪和湿邪都是阴邪，都容易阻碍脉气的运行和外现，单纯的湿证和寒湿证在脉象表现上性质一致，而仅有程度上的差别。

清·石寿棠说："柔而遏者为湿邪""一'遏字'足以赅之"（《医原·卷中》）。由于湿邪遏阻阳气推动气血运行的功能，气血在脉中运行迟缓，导致脉率迟缓。湿邪阻碍了脉气的正常外观，因而，脉形细小而模糊、应指无力。一般而言，28脉中，常见脉象是濡脉、细脉、缓脉。

兼有风邪病位在表则脉为浮缓，兼寒甚或病位在里则脉多沉细或弱而缓。《张氏医通·卷二》说："湿脉自缓，得风以播之，则兼浮缓。寒以束之，则兼沉细。"寒湿证深入营血之中，阻碍气血的运行，造成瘀血，脉象可表现为沉涩，《张氏医通·卷二》曰："浮取软大，而按之涩者，湿伤营经之血也。"

## （二）湿热证的脉象

湿热证，由于湿邪和热邪性质相反，两种邪气各自要表现其特点，又互相影响，互相消长，使脉象呈现错综复杂的情况。清·薛生白说："湿热之症，脉无定体，或洪或缓，或伏或细，各随症见，不拘一格，故难以一定之脉，拘定后人眼目也。"谚曰："湿热无定脉。"

湿邪为患，如上所述，主要表现为缓脉、细脉、濡脉。热邪为无形之阳邪，热邪躁动上炎，生风动血，促使脉象呈性质属阳的变化，脉形上表现为洪大有力，脉率上表现为次数加快。单纯的热邪为病常见数脉、滑脉、洪脉。

那么，决定湿热证出现什么脉象的主要因素是什么呢？是湿邪和热邪之间的比例，也就是湿重于热、热重于湿或湿热并重。

湿重于热时，由于湿邪为主，脉象的表现以湿邪阻遏，阳气被遏和受损为主，脉形多为细软，并有模糊不清的特点，脉率较为迟缓，但又与寒证之迟脉不同，比寒证之迟脉为快，通常每分钟的脉搏次数在60～70次。《湿温时疫治疗法》："湿多者，湿重于热也……脉息模糊不清，或沉细似伏，断续不匀。"

热重于湿时，病机以热邪亢盛为主，湿邪阻遏为次，其脉形多较平脉为大而长，但由于仍一定程度地存在着无形热邪被有形湿邪所遏的情况，故通常脉形较单纯热邪致病为小，脉率则明显较湿重于热为快，亦多比平脉为快，每分钟的脉搏次数多在90次以上，《重订广温热论》："热多者，热重于湿也……脉息，数滞不调。"清·薛生白说："湿热证，壮热口渴、自汗、身重、胸痞、脉洪大而长者，此太阴之湿与阳明之热相合，宜白虎加苍术汤"。（《湿热病篇》）

湿热并重之证，湿邪和热邪的比例相近，两种性质相反的邪气的影响力作用于脉象，有些影响力相互抵消了。因此，脉形的大小多近似常脉，但较为柔软而模糊；脉率亦近正常或稍偏数。

应当注意的是，湿热证中，湿邪和热邪的比例往往在不断的变化之中，湿重于热、热重于湿和湿热并重三个证候之间并没有一条可将它们截然分开的分界线。因此，它们的脉象存在着相互之间错杂和转化的可能性。总而言之，湿邪渐重，则脉形变细小、模糊，脉率变缓怠；热邪渐多，则脉形变大且较湿多者明显，脉率变数。

湿热为病常兼夹痰饮、食滞和脾胃受损等，在脉象上也有所反映。痰和湿邪都是津液代谢失常的病理产物，《存存斋医话稿·卷一》："痰属湿，为津液所化。"湿邪久积可以凝聚成痰，热邪煎熬津液亦可成痰，湿热证久几乎都不同程度地兼夹有痰，痰证的脉象多弦、滑。因此，湿热夹痰的证候就在原来湿热证脉象的基础上又兼见弦或滑或弦滑之象。如清·张璐说："若浮取软大，而按之滑者，湿并在胃之痰也。"（《张氏医通》）

湿热证以中焦脾胃为病变中心，湿热之邪蕴久，脾胃多有不同程度的损伤。当脾气亏虚时，脉象通常表现为右关的脉象较其他部位的脉象虚弱无力。湿困脾胃，脾失健运，易引起食滞胃脘，而使脉象带有弦滑之象，表现部位亦以右关为明显。

有些湿热证反复迁延不愈，日久脾肾阳气亏虚，而湿热之邪仍然壅积未解，可见舌质淡，舌苔黄厚腻无根，脉象细而无力，伴疲乏畏寒等症状。临床上用附桂理中丸治疗可以奏效。

由上可见，由于新冠肺炎病机错综复杂，因而，脉象表现亦错综复杂。临床上，应四诊合参，判断湿邪和寒、热之间的比例，是否兼夹其他病机、病邪和病理产物，以及所涉及的病变脏腑具有非常重要的意义。

## 四、闻诊

患者的身体往往产生一些异常的声音和气味，因而，闻诊对新冠肺炎证候诊断也有一定的作用。新冠肺炎的临床表现，早中期患者以干咳为主，这是因为疫邪袭肺迅速而且重笃，肺气郁闭，宣降失职。本病与湿关系密切，湿性重浊，部分患者患病后，其咳嗽具有一定低沉重浊的特点。如《素问·脉要精微论》说："声如从室中言是中气之湿也"。辨证具体可以分为如下两点。

① 痰湿阻肺的咳嗽，多咳声重浊，因痰而咳，痰出咳止，痰多黏稠易咳出，伴脘腹胀闷，恶心纳呆，便溏，苔腻脉滑。

② 湿热阻肺引起的咳嗽，亦咳声重浊，痰质黏稠色白或色黄，伴头重身困，发热，胸闷，小便短赤，舌红苔黄腻，脉濡数。

第五章

新冠肺炎辨证方法

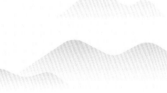

证所反映的是疾病过程中某个阶段的病理状态，病位和病性是构成证的基本要素。辨证，就是分析、辨别疾病的证候，实际上是辨识疾病特定阶段的病位和病性。即在收集望闻问切及辅助检查资料的基础上，把疾病过程中具有规律性的一系列证候进行系统的叙述，作为识别疾病，探求病因，审察病机，确定病位和疾病发展趋势的一种诊断方法，可指导临床治疗。对于新冠肺炎而言，辨证论治过程，就是通过辨识人体的状态，给予患者相应的治疗，调节人体状态，使人体保持一种"阴平阳秘"的状态，这种"阴平阳秘"的状态表现为在外感病激烈的邪正斗争中，人体尽量保持寒热均衡，脏腑气血顺畅，正气抗邪能力最大化，邪气在身体内处于逐渐被祛除、邪有出路的态势，为机体顺利度过免疫应答期提供有力的保证，从而最终祛除病邪、恢复正气而疾病向愈。

## 第一节 辨证方法概说

现代中医学计有：八纲、脏腑、经络、气血津液、六经、卫气营血和三焦七种辨证方法。因为新冠肺炎的病因、病机、病性等方面错综复杂，所以上述辨证方法在新冠肺炎的辨证中都有一定的作用，应当结合起来灵活地运用。

### 一、八纲辨证

八纲辨证是疾病辨证的总纲，八纲辨证对判别新冠肺炎的表里、寒热、虚实有重要的作用。临证在明确辨明寒湿和湿热两大类病证的基础上，尚应注意以下三方面问题。

**1. 湿热辨证注意湿邪和热邪的轻重比例**

湿为阴邪，用药宜燥宜温；热为阳邪，用药宜寒宜凉。湿热证的治疗中，若对湿邪和热邪的轻重比例判断失误，过多应用寒凉药物和食物，可能损伤阳气，助长湿邪；过多应用温燥药物和食物，可能助长热邪，化燥伤阴。因此，能否正确判断湿邪和热邪的轻重比例，对疗效影响甚大。

一般湿邪和热邪的轻重比例分为湿重于热、湿热并重和热重于湿三种情况。判别湿与热比例主要通过观察舌象、脉象、发热情况、口渴程度和精神状态。热重者多舌红苔黄，脉率较数，脉形较大而清楚、多滑而有力，口渴较明显、多喜冷饮，神情烦躁，热势鸱张。湿重者多舌淡红或偏红，苔白或淡黄而腻滑，脉率较缓，脉形较细小无力而模糊，口渴不明显，或渴喜温饮且不多饮，精神倦怠，热势不扬。

## 2.寒湿辨证注意阳气受伤的程度

寒湿俱为阴邪，均易阻遏和损伤阳气。因此，寒湿证过程中，阳气被阻遏和被损伤是不可避免的。准确判断寒湿证中，是否夹有阳虚是十分重要的。否则，若已有阳虚，而一味散寒逐湿，必重伤阳气而疗效不彰；若未有阳虚，仅寒湿遏阻阳气，而妄用温补阳气，易闭门留寇、助湿化热。

由于不论是否夹有阳虚，寒湿证均有寒象，因而，以寒象来判别是否存在阳虚比较困难。阳虚的基础是气虚，阳虚的临床表现是在气虚的临床表现的基础上寒证的临床表现（即寒象）更加明显。因此，要从症状上判断寒湿证是否夹有阳虚，关键要注意是否存在气虚的症状。气虚的临床表现是：少气懒言，神疲乏力，头晕目眩，自汗，活动后诸症加剧，舌淡白，苔白，脉虚无力。

另外，寒湿证中阳气受损是一个缓慢、逐渐的过程，寒湿证夹阳虚者，病程一般较长，或有重伤气血的病史，导致阳气暴伤。

## 3.注意湿热证和寒湿证之间的转化

发病规律一般是这样：感受湿热或寒湿之邪→入里转化为湿热证→损伤阳气，阻碍脾胃气血的生化，成寒热错杂、虚实夹杂之证→最终，阳气虚衰，寒湿内盛。

这一过程并非一成不变的，湿热证和寒湿证在病变的中期可能交替出现，导致这一变化的因素主要有如下几种。①过多应用寒凉的药物和食物，损伤阳气，使湿热证转化为寒湿证；过多应用温补的药物和食物，助湿化热，使寒湿证转化为湿热证。②疾病过程中，肠道损伤引起的出血，由于气随血脱，使湿热证转化为寒湿和阳虚并存之证。③素体正气，尤其是阳气和脾气的盛衰，导致寒化和热化。正气盛者，病易热化；正气虚弱者，病易寒化。

## 二、病因辨证

在明确新冠肺炎诊断为寒湿证或湿热证的基础上，尚应以病因辨证的理论，判别是否兼夹有其他病邪，判别是否存在七情失调，判别是否存在饮食所伤、劳逸所伤等。

## 三、气血津液辨证

疾病过程中，存在着兼夹气滞、血瘀、痰饮、气血不足、津液不足的可能性，气血津液辨证是诊断上述病证的最佳辨证方法。

## 四、卫气营血辨证

卫气营血辨证是外感温热病的主要辨证方法，外感湿热病的病变以气分为主，兼有卫分，而少入营血分。故而近代医家多倡言以三焦辨证作为外感湿热病的辨证方法，以卫气营血辨证作为外感温热病的辨证方法。

但是，新冠肺炎具有外感湿热病特点，可能化燥化热，转化为温热病，进而深入营血分，伤阴动血。这种情况下，就应完全用卫气营血辨证，进行辨证施治。

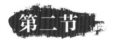 **第二节 三焦辨证结合脏腑辨证**

清·吴鞠通创立三焦辨证，并明确地将它运用于寒湿证和湿热证的辨证之中。三焦是水液运行的通道，以三焦的部位划分，能较好地概括湿邪对全身脏腑的影响，并能有效指导临床治疗。"治上焦如羽，非轻不举；治中焦如衡，非平不安；治下焦如权，非重不沉。"上焦芳香化湿，中焦苦温燥湿，下焦淡渗利湿。

三焦辨证和脏腑辨证有机结合，是湿病辨证的常用方法。新冠肺炎作为湿疫，可参照一般外感湿病的辨证方法进行，至于更加精准的辨证方法，尚待疫情结束后进行系统整理总结。

# 一、上焦病证

上焦病证包括湿邪在肌表、肺脏、心脏和心包的病证。

## （一）湿热困表

临床表现：身热不扬，恶寒，身体困重，关节肌肉酸痛，胸脘痞闷，纳呆，恶心呕吐，口渴不多饮，头胀头重如裹，无汗或少汗，舌偏红苔白腻，脉濡。

病机分析：本证为湿热之邪侵犯人体的早期证候。病位以肌表为主，兼有脾胃被困。

湿热合邪，湿遏热伏，故身热不扬；邪遏肌表，卫气不畅，腠理开合失常，故恶寒，无汗或汗少；湿邪易犯中焦，脾胃气机为湿邪所困，故胸脘痞闷、纳呆、恶心呕吐；湿热浸渍肌肉关节、经络受阻，故身重、肌肉关节酸痛；湿蒙上焦，则头胀痛且头重如裹；湿热均重，可见口干不多饮，湿重则口不渴；舌偏红苔白腻是湿热内阻之象。

本证传变主要有：①由上焦进入中焦，病位更深、病势更重；②湿热蒙蔽心窍，出现神志不清；③湿热化燥伤阴，转化为温热证；④过多应用寒凉药物和食物，导致湿盛阳微，转化成寒湿证。

## （二）寒湿困表

临床表现：恶寒重发热轻，或但恶寒不发热，头身肌肉关节拘急、疼痛或麻木，活动不利。或兼胸脘痞闷，腹痛，恶心呕吐，肠鸣泄泻，口淡不渴，舌淡白，苔白滑腻，脉浮紧或濡缓。

病机分析：本证为寒湿之邪侵犯人体肌表为主的证候。病位以肌表为主，或可兼寒湿困脾。

邪遏肌表故恶寒发热；阴邪盛故恶寒重，甚或仅恶寒不发热；寒湿两邪俱为阴邪，最易阻塞经络，遏阻阳气，故肌肉拘急、疼痛、麻木；寒湿之邪直中脾胃，则见胸脘痞闷、腹痛、恶心呕吐、肠鸣泄泻；津液未伤故口淡不渴；寒胜则脉紧，湿胜则脉濡，邪在表故脉浮，舌淡白，苔白滑腻是寒湿内盛之象。

本证传变有三：①寒湿继续停留于肌肉关节，长期不愈，成为顽固的痹证；②阳气尚盛的患者，邪气郁而化热，成为湿热病；③素体阳虚，寒湿损伤心、脾、肾阳气成为伤阳重证。

### （三）风湿袭表

临床表现：身热不扬，恶寒少汗，头重胀如裹且疼痛，肢体骨节酸重疼痛，痛处不定，咳嗽声重，鼻塞多涕，舌淡红或淡白，苔薄白而滑，脉濡。

病机分析：此证为风湿两邪相结合，侵犯人体肌表所致的证候。风为阳邪，其性轻扬，故病位以肌表经络和肺卫为主，较少侵犯脾胃。

湿遏卫阳故身热不扬，恶寒；风湿之邪侵袭肌表，影响腠理和毛孔的功能，故汗出异常；风湿之邪袭阻经络故头身重痛，且痛处不定；风湿袭肺，故咳嗽、鼻塞流涕。舌淡红或淡白，苔白滑，脉濡皆为风湿袭表之象。

本证传变主要有三：①邪气客于经络而不去，成为迁延难愈之痹证；②湿邪客肺，成痰湿阻肺之证；③湿郁化热，成湿热证。

### （四）湿热阻肺

临床表现：咳嗽，痰量逐渐增多，色白或黄黏腻，并不稠厚，但是也可见无痰，咳声重浊，不发热或有低热；或在痰热壅肺证后期，热象已退而咳嗽不止，伴胸闷，脘痞，纳少，恶心，腹胀，便溏，不渴，病程较长者，可见轻度气急；舌苔白腻或黄腻，脉濡或滑。

病机分析：本证因外感湿热之邪或内湿与外湿相合，阻于肺络，肺气失于宣肃，以致酿成湿热，痰阻于肺脏。本证的发生与气候环境潮湿、素体脾虚湿盛以及其他肺部疾病导致肺气长期失于宣肃有关。本证发病缓慢，病程较长，或发生于痰热壅肺证的恢复期。

湿性黏滞，起病较缓而病程较长，初起咳嗽较轻，以后逐渐加重，痰量增多，性质黏腻，色或白或黄不稠；痰湿阻于肺系，所以咳声重浊；湿为阴邪，一般无发热，但湿热之邪初感，可能有发热，湿热久郁则有低热；湿热阻滞肺胃，气机失于流畅则胸闷、脘痞、纳少、恶心；如素体脾虚湿盛，或肺病及脾，则外湿与内湿相合，病情加重，并可出现腹胀、纳少、便溏等症。

本证经过治疗绝大多数能得到痊愈。少数病程延久，明显损伤脾阳，向寒饮方向发展。痰湿久郁有化热的可能，但热象多不明显。如重复感受外邪化热入里，则有可能转化为痰热壅肺证。

## （五）寒湿阻肺

临床表现：咳嗽反复发作，咳声重浊，受冷咳甚，痰黏腻，或稠厚成块，痰多易咳；早晨或食后咳甚痰多，进甘甜油腻物加重；胸闷脘痞，呕恶纳少，疲乏，便溏；舌淡白，苔白黏腻，脉濡滑。

病机分析：本证由外感寒湿侵入肺脏，或素体阳虚湿盛，内外合邪所致。

脾虚失健，痰湿内生，故痰黏腻量多，食甜腻之品加重，且脘痞呕恶、纳少、疲乏、便溏；寒湿阻肺，肺气失宣，故咳嗽，胸闷、咳声重浊，受冷咳甚；舌淡白，苔白黏腻，脉濡滑均为寒湿夹痰之象。

本证病程较长，但经治疗多数可愈。少数病久伤阳，可向肺脾肾阳虚、寒湿内盛发展。素体尚健，阳气旺盛者，病程较短，可转化为痰热壅肺证。

## （六）湿瘀痹阻心脉

临床表现：心胸憋闷钝痛，痛引肩背及内侧臂，心悸怔忡，形体肥胖，头昏头重，有痰，精神不振，便溏。湿热者，多伴口苦，尿赤，舌偏红，有瘀斑或瘀点，舌苔黄厚黏腻；寒湿者，多伴畏寒，胸痛甚，舌淡暗苔白腻，脉结代。

病机分析：本证多见于长期湿邪内停，阻碍气血的运行，导致痰、血瘀和气滞并见；或长期七情失调，气机郁滞，导致湿邪内生，痰瘀互结。气滞，以及痰湿、瘀血各种互结，痹阻心脉是本证的主要病机。

心脉为气滞、痰湿、瘀血等所痹阻，故见胸闷痛、心悸、怔忡；湿阻气机和清窍，故见头昏头重、精神不振；痰湿内盛，故见体胖、便溏；气机郁滞、肝胆失疏，胆气上冲故口苦；湿热内蕴者，见尿赤、舌偏红苔黄厚腻；寒湿困阻者，见畏寒、痛甚、舌淡白、苔白腻。舌质瘀斑或晦暗是瘀血之象。

本证治疗正确，短时间内可改善症状；若要根除病邪和病理产物的瘀结和痹阻则需较长疗程。本证进一步加重可能会出现心阳暴脱。

## （七）湿热酿痰，蒙蔽心包

临床表现：身热不扬，午后热甚，神识呆痴，时昏时醒，昏则谵语，醒则神呆，呼之能应，昼轻夜重，舌偏红，舌苔白腻或黄腻，脉濡滑或数。

病机分析：本证乃疾病发展过程中，湿热郁蒸，酿成痰浊，蒙蔽心包之候。

湿热交蒸故身热不扬，午后热甚；湿热酿痰，蒙蔽心包，则神识呆痴；昼日阳气盛，人体阳气充盈，抑制湿邪，故病情转轻，神昏程度较轻；入夜阴气盛，人体阳气衰，不能抑制湿浊阴邪，则病情转重。舌红苔腻、脉濡滑数是湿热夹痰之象。

本证危重，治疗必须及早。证情严重或治疗不当，最后可发展为闭证或脱证而死亡。

上焦病证多见于疾病的早期阶段，病较轻浅。辨证的重点主要在于辨明兼夹病邪的性质。邪犯心和心包的病证较为危重，辨证要当机立断。上焦病证也要注意湿、热轻重比例的问题。

## 二、中焦病证

中焦病证包括脾、胃、肝、胆和膜原的病证。

### （一）湿热郁蒸少阳证

临床表现：发热，汗出不解，朝轻暮重，热不甚高，而多日不愈；轻微恶寒，时有时无；头重肢倦，胸闷或胸痛，口干但饮水不多或不欲饮，脘痞纳少，恶心或呕吐，尿少而赤，便溏，腹胀，舌质偏红，舌苔白腻或黄腻，脉濡数或弦数。

病机分析：本证为感受湿热病邪，侵犯胆经、胆腑，并影响胃、肠、膀胱。湿热郁遏，气化失司。病属里热证，热虽不盛而湿热交结不易骤化，因而病程较长。

湿热病邪由表入里，影响了多个脏腑及经络，其中以胆经、胆腑为主，但未见明显结聚，也非弥漫全身，这是本证的基本病机特点。发热汗出不解，热势起伏，朝轻暮重是湿热致病的临床表现特点；湿为阴邪，阻遏阳气，虽已由表入里，可有轻微恶寒；湿热在上则见头重、胸闷，湿热在中焦则见脘痞、纳少、呕恶，湿热在下焦则尿赤，便溏。

本证病程较长，但一般变化较少，经治后大多逐步告愈。少数有传变者，或热邪炽盛，化燥伤阴；或湿热结聚于胆胃，出现便秘、潮热、谵语、局部疼痛等阳明腑实证；或日久不愈转为慢性过程。

## （二）邪伏膜原

临床表现：初起憎寒发热，以后但热不寒，昼夜发热，日晡益甚，无汗或一时有汗，热仍不解；头痛、身痛。或见胁痛、耳聋、口苦、呕吐。或见项、背、腰痛，或见目痛、眉棱骨痛、鼻干、不眠、脉数、舌红苔白腻或苔白满布如积粉。

病机分析：膜原是一个古代的解剖部位名称。《素问•疟论》与《素问•举痛论》提出了膜原这个概念，但没有明确提出它的解剖位置。明•吴又可认为膜原"内不在脏腑，外不在经络，舍于夹脊之内，去表不远，附近于胃"（《温疫论•原病》）。这个位置相当于肠系膜根部。

膜原不仅是一个解剖概念，它还有辨证意义，吴又可说"邪在膜原者，正当经（指体表的经络）胃交关之所，故为半表半里。"伏于膜原的病邪可以浮越于体表，也可以内结于胃腑；可以多次外透，也可以多次内结；可以只传于表，也可以只传于里，也可以表里分传；表里分传之中，又有表里多少之分，吴又可归纳为九种传变，并各立治法。

邪伏膜原证多见于疫病初期。疫病有寒性和热性之分。从温病的分类来看，热性疫病又可以分为温热类和湿热类两大类，湿热类疫病在近年的温病学教科书中多称为湿热疫。湿热疫除具有一般湿热病的发生发展和临床表现外，同时还具有传染性、多变性，致病毒力较一般湿热病邪为重的特点。

疫邪阻遏，阳气不能通达于体表，因而出现憎寒及头痛、身痛，严重时可见手足欠温；阳气被郁化热，而出现发热，甚至但热不寒；疫邪阻遏，气机不通，大多无汗，偶尔肌表之气通畅，暂时有汗；但疫邪深伏未能透泄，所以发热不退（除非得到一身畅汗才能驱邪外出，甚则多次汗出，才得脉静身凉）。疫邪影响少阳经络或胆腑，可见胁痛、耳聋、口苦、呕吐；影响太阳经络则见项、背、腰痛；影响阳明经络则见目痛、眉棱骨痛、鼻干、不眠，其临床表现各随疫邪所及之处而异。

本证尚属疫病初期，不传变而痊愈者极少，以后变化大多严重而复杂。

明·吴又可在《温疫论·统论疫有九传治法》中说："邪气一离膜原，察其传变，众人不同者，以其表里各异耳。"并归纳为九种传变，"九"就是多的意思。一般可分外透与内陷两大变化，大多是危重证候。外透的表现主要为发疹、发斑，其中如果能够出现汗出、邪泄、热退则是好转的表现。内陷或陷于胸膈则见胸膈痞闷、胸痛、喘急；或陷于胃肠则见舌黄苔厚腻，恶心，呕吐加剧，腹痛，大便燥结，或热结旁流或热利黄臭；内陷于心则神昏、谵语、发狂；内陷血分则见出血、黄疸；内陷下焦则见少腹胀满、小便闭塞。此外，临证出现唇焦、舌紫黑起刺等症均提示病有严重传变，应当加以重视。

### （三）痞证

临床表现：胃脘痞胀，或有疼痛，嗳气、呃逆，恶心，呕吐，纳少或纳呆。或口苦，或口不仁，或吞酸。大便不调，或便溏，或先干后溏，或大便不爽，舌淡红或偏红，苔腻浊，色白或黄，脉弦细。

病机分析：此证即《伤寒论》之痞证。病因病机均较复杂。可见于外感湿邪入里结聚中焦，或内伤杂病，七情郁结，气郁生湿，及饮食所伤，中焦气机被困。一般病程较长，可数月甚至逾年。病位以胃为主，涉及脾和肠，病机以中焦气机升降失司为主，病性寒热错杂，实中夹虚。实与热指湿热（久病可夹瘀血）困阻中焦，气机升降受阻；虚与寒指病久脾胃阳气受损。

邪结于中焦，脾气不升，胃气不降，故胃脘痞胀；胃气上逆，故嗳气、呃逆、恶心、呕吐；胃热上冲则口苦、吞酸；脾失健运，故纳少、纳呆、口不仁、大便不调。苔腻浊是胃气夹浊气上逆之象；脉弦细说明气滞和气虚并存。

本证病情轻重差距甚大，轻者病情进展缓慢，通常能够治愈。重者变证较多，或湿热蒙蔽心窍，出现神识昏迷；或化热化燥伤阴，侵入血分。

### （四）寒湿困脾

临床表现：脘腹痞闷胀痛，腹部怕冷、喜温，不欲欲食，呕恶欲吐，口淡不渴，头身困重，泻下稀溏如鹜粪，舌淡白，苔白滑腻，脉濡缓。

病机分析：本证见于外感寒湿困表，逐渐入里；或寒湿之邪，直中中焦脾胃。

寒湿之邪困阻脾胃阳气，脾的运化功能受阻，所以脘腹痞闷胀痛、不欲饮食、大便溏泄；胃失和降，气机上逆则泛恶欲吐；头身困重，苔白腻，脉濡缓，俱为湿邪内困之象。

本证治疗得当，可短期内痊愈。少数迁延日久，脾阳受损，可成脾阳虚、寒湿内盛之证。素体阳盛者，郁久化热，可转化为湿热证。

### （五）湿热蕴积中焦

临床表现：身热不扬，胸脘痞闷，恶心呕吐，大便溏泄，色黄味臭，舌苔黄腻，脉濡数。

病机分析：本证多见于湿热病邪由上焦传入中焦，蕴积于脾胃。

湿热内蕴故身热不扬，胸脘痞闷，舌苔黄腻，脉濡数；脾失健运，胃失和降故恶心呕吐、大便溏泄。

此证与痞证的不同主要在于：①此证见于外感湿热病；痞证可见于内伤和外感病中；②此证为实热证；痞证病机复杂，寒热错杂，虚实错杂。

本证经治疗可缓慢好转，直至治愈，若病情加重，传变有三：①湿邪化燥化热，转化为温热病，深入营血；②湿热蒙蔽心包；③迁延不愈，日久伤阳，或过多应用寒凉药物和食物，可转化为痞证或脾阳虚证。

### （六）肝胆湿热

临床表现：胁肋部灼热胀痛，纳呆腹胀，口苦泛恶，大便不调，小便短赤，寒热往来，阴囊湿疹、瘙痒，睾丸肿胀热痛，阳痿，带下黄臭，外阴瘙痒，舌边尖红苔黄厚腻，脉弦数。

病机分析：本证可见于湿热之邪蕴结于肝胆及其经络。

湿热蕴结肝胆，肝失疏泄，经气郁滞，故胁肋部灼热胀痛，舌边尖红苔黄厚腻，脉弦数；湿热循肝经下注，则阴囊湿疹、瘙痒，睾丸肿胀热痛，阳痿，带下黄臭，外阴瘙痒；肝脾失调，脾失健运故纳呆腹胀，大便失调；肝胃不和，胃气上逆故恶心；胆热上冲则口苦；湿热内蕴肝胆，少阳枢机不利则寒热往来。

本证治疗得当，多可不传而愈。加重可发展成湿热蒙蔽心包，化燥化热可成温热病。

### （七）胆郁痰扰

临床表现：惊悸不眠，烦躁不宁，或有口苦，呕恶，胸闷胁胀，头晕目眩，舌苔黄腻，脉弦滑。

病机分析：本证可由外感湿热和内伤七情等原因，导致湿热夹痰，扰动胆气。清·薛生白《湿热病篇》说："湿热证，按法治之，诸证皆退，惟目瞑则惊悸梦惕，余邪内陷，胆气未舒，宜酒浸郁李仁、姜汁炒枣仁、猪胆皮等味。"

湿热夹痰扰动胆气，故惊悸失眠，烦躁不宁；热蒸胆气上溢，则口苦；胆热犯胃，胃气上逆，则呕恶；肝胆之气不舒则胸闷胁胀；痰热循经上扰则头晕目眩；舌苔黄腻，脉弦滑为湿热夹痰之象。

本证经治疗多可不传而愈。少数病情加重可发展为：①痰热扰心证，出现躁狂症状；②心胆气虚证。

### （八）脾虚湿盛

临床表现：脘腹胀满，口淡纳少，身体困重，畏寒肢冷，便泄澄清，色如鸭粪，舌淡白，苔白滑腻，脉沉迟。

病机分析：湿邪久困中焦；或过多应用寒凉的食物和药物，损伤脾阳，形成的脾阳虚弱，中焦虚寒，寒湿内停的证候。

脾虚湿阻，气机不畅，脘腹胀满；脾失健运，故泄泻、口淡纳少；气血不足故畏寒肢冷；寒湿内盛则身体困重，舌淡白，苔白滑腻，脉沉迟。

本证治疗得当，尚可缓慢痊愈。迁延日久，可伤及肾阳，成脾肾阳虚证。

中焦病证是较繁杂的阶段，证候最多。除上述常见证候外，要注意湿热轻重比例，气机受阻的程度，有无兼夹食滞、气滞、痰饮、瘀血等。

## 三、下焦病证

下焦病证包括湿邪在大肠、小肠、膀胱和肾脏的病证。

### （一）湿热夹滞，蕴阻大肠

临床表现：身热呕恶，脘痞腹胀，大便溏滞不爽，色如黄酱，臭秽不堪，舌红苔黄厚浊腻，脉濡数。

病机分析：本证多由外感湿热之邪，入里蕴阻于大肠与肠中宿滞互结而致。病变中心在大肠，与小肠和脾胃有关。

湿热内蕴故见发热；湿热阻滞气机，脾胃气机升降失司，故呕恶、脘痞腹胀；湿热困阻脾胃，可致运化失司而食滞内停，湿热夹食滞黏滞于肠道，致大便溏臭不爽、色如黄酱；舌红苔黄厚浊腻为湿热内蕴之象。

本证经治疗可缓慢痊愈。若病情加重，或者化燥化热，深入营血；或者湿热蒙蔽心包；或者病久，过多应用寒凉药物和食物，耗伤阳气，病从寒化，转变为寒湿证。

### （二）肾阳虚寒，寒湿内盛

临床表现：下肢浮肿，或一身尽肿，但以下肢为主。腰膝酸软冷痛，神疲乏力，畏寒肢冷。腹胀便溏，腹痛隐隐，纳少；或大便出血；或尿少，小便混浊；或咳嗽，气喘，痰多色白，甚则短气。舌淡暗，苔白腻滑，脉濡、虚或数。

病机分析：疾病长期不愈，耗伤阳气的最终转归。全身阳虚，尤以脾肾为重，阳气不足，寒湿内生，故为本虚标实证。

脾肾阳虚，脾失运化，肾失蒸腾，水气停留，导致水肿；全身阳虚，气血不足，故神疲乏力，畏寒肢冷；湿伤肾阳则腰膝酸软冷痛，尿少混浊；脾阳不振则腹痛腹胀、纳少便溏或大便出血；寒湿停肺，肾不纳气故咳喘，短气，痰多色白；寒湿内停、血运不畅故舌淡暗，苔白腻滑；阳气不足，心气不足故脉濡、虚或数。

下焦病证，虚实寒热较为明显。实则膀胱、肠腑，虚则肾阳受损。临床肾结石亦归入膀胱湿热证辨治。下焦病证亦要注意湿、热比例轻重，是否兼夹气滞、瘀血、痰饮。湿温病的大肠湿热证较易出现严重出血症。

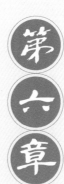

第六章

新冠肺炎中医治则、治法

临床上，如果治则、治法错误，再好的方药，也如对错了锁的钥匙，徒有其表不见其用，轻者无效，重者加重病情。因此临床上掌握正确的治则、治法至关重要，犹如茫茫大海中行船，必须有指南针指引方向，才不会南辕北辙，铸成大错。较之其他疾病，新冠肺炎病机错综复杂，临床上容易误诊误治，迷失方向。与其他病证相比较，本病的治则、治法存在着两个显著的要点。

第一，原则明确，方法灵活多变。

祛除湿邪是治疗上要贯彻始终的原则。但是，湿邪来源复杂，兼证甚多。疾病可寒可热，有虚有实，复杂多变。因而，祛除湿邪的方法的确立，必须因证而变，灵活变通，紧扣患者当时具体的病情需要。《证治准绳·杂病》指出："且湿淫为病，内经所论，叠出于各篇，本草治湿亦不一而见。凡切于治功者，便是要药。"《丹溪治法心要·湿（第九）》说："须对症施治，不可执一也。"指出本病的治疗，特别需要因人、因时、因地制宜的"圆机活法"。

第二，立法准确，守法耐心。

本病来缓去迟，疗程较长，难有速效。虽然不能排除有些病例的治疗可能取效较快，症状改善迅速，但是从总体上说，要根除湿邪非一役可克。很多病例病机和症状，常持续不变，投药数剂而不见其功，临证"切勿见其无速法，而中途易法，致令不救。"（《重订广温热论》）而必须谨守病机，证不变，法亦不变。

祛邪扶正是中医治病的基本法则，治疗的最终目的就是祛除病邪和康复正气，恢复人体阴阳的平衡。治法由两大部分组成：①祛除病邪的治法；②调理正气的治法——调理气机及脏腑功能的治法。

本书在治则、治法的论述中有两个特点。①考虑到治法繁多，而且以两种或两种以上治法合用为多，如利湿法与温阳法配合则为温阳利湿法；与宣肺法配合则为宣肺利湿法；与健脾法配合则为健脾利湿法；与补肾法配合则为补肾利湿法；与清热法配合则为清热利湿法等。如此一来，若一一列举，必篇幅很大，内容重复，而且难免遗漏。②由于多数治疗方剂，一方之中融合了各种的治法，以方剂阐述治法难免牵强附会。因此本书在论述治法时，将重点放在说明其相应的常用药物上，并且较为详细地介绍各种药物的特点。

# 第一节 祛除病邪的治法

新冠肺炎需要祛除的病邪主要是湿邪，及其兼夹的风邪、热邪、寒邪和食滞、痰饮、瘀血等。本文从祛除湿邪的治法和祛除兼夹病邪的治法两方面论述之。

## 一、祛除湿邪

《证治汇补》有段话对祛除湿邪的方法概括得比较全面："湿症总治，势轻者，宜燥湿；势重者，宜利便。在外宜微汗，在内宜渗泄，所贵乎上下分消其湿。凡风药可以胜湿，泄小便可以引湿，通大便可以逐湿，吐痰涎可以祛湿。湿而有热，苦寒之剂燥之；湿而有寒，辛热之剂除之。脾虚多中湿，故治湿不知理脾，非其治也。湿乃津液之属，随气化而出者也，清浊不分，则湿气内聚，故治湿以利小便为上。湿淫所胜，助风以平之，有阳气不升，湿邪内陷者，当用升阳风药，以辅佐之。不可过服淡渗，重竭其气。"

单就祛除湿邪而言，审明湿邪的所在部位，"治分上下中外"，采取因势利导的方法，"随其性而宣泄之，就其近而引导之"是祛除湿邪的重要治则。分而言之，湿在肌表宜发汗法，湿在上焦宜芳香化湿，湿在中焦宜苦温燥湿，湿在下焦宜淡渗利湿，湿在大肠可攻下逐湿，湿困脾虚可用风药升阳胜湿。

### 1. 发汗祛湿法

发汗祛湿法是通过适当的解表发汗药，达到祛除人体肌表之湿邪目的的一种治法。用后有轻微发汗的效果。

此法可用于风湿、寒湿、湿热困于肌表，症见：恶寒，发热，头痛如裹，身重，倦怠，口不渴，舌苔薄白滑腻，脉浮而缓或濡。

药物可选用防风、藿香、羌活、香薷、苍术、生姜、前胡、麻黄、桂枝，其中藿香解表，又能化湿和中；羌活止痛较胜；前胡能止咳宣肺；麻黄、桂枝多用于寒湿表证。药物剂量的使用要适中，方能取微微汗出之效。解表的常用方剂如羌活胜湿汤、麻黄加术汤、藿朴夏苓汤、麻杏苡甘汤。

**注意点：** ①湿性黏着，不易速去，不可望一汗而解。湿证发汗，"贵徐不贵骤"，只有微微汗出，才能达到邪祛正复的效果，如《温热经纬》所说："使之微微似欲汗出，则正气宣发，充身泽毛，若雾露之灌溉，与病相应，斯正气行而邪气却。"要达到微汗的目的，关键在于选择适当的药物及其剂量。②麻黄一类发汗作用强烈的发汗药，多用于寒湿表证，一般不用于湿热证。③如果误治，风湿表证可能风去湿留，病不得愈；湿热表证，可能入里出现化燥化热伤阴，甚则逆传心包。

### 2.芳香化湿法

芳香化湿法是以气味芳香、能化湿的药物以宣化人体上部湿邪的一种治疗方法。用于湿邪困阻上焦为主，兼及中焦的病证，症见：头重痛如裹，身体困重疼痛，胸闷脘痞，纳呆，精神困怠，身热不扬；或神识昏蒙；舌苔白腻，脉濡。

药物主要选用佩兰、藿香、紫苏叶、豆蔻、郁金、石菖蒲。其中佩兰，素称"醒头草"，解除头重如裹效果最好；藿香、紫苏叶除了芳香化湿的作用外，尚能解表和中；豆蔻气味清轻流动，是解除上、中二焦湿困的佳品；郁金、石菖蒲又具有芳香开窍的功能，适用于湿浊之邪蒙蔽心与心包的病证，解除精神困怠昏蒙效果较好。本类药物都有一定的醒脾作用，对湿困脾胃的纳呆脘闷，少量使用效果较好。常用方剂如藿香正气散、菖蒲郁金汤。

**注意点：** ①本法多与其他治法一起应用。②本法所属药物，多具有多种功能，应根据病情需要择善用之。③对湿热夹痰蒙蔽心窍的患者，忌用藿香、豆蔻、佩兰一类芳香化湿药。因为，这些药物芳香辛窜，会鼓动湿浊之邪上冲，蒙蔽清窍，加剧病情。但是湿热蒙蔽清窍的患者，可用郁金、石菖蒲芳香开窍。④本类药物温燥，湿热证中使用过量，可能化热伤阴。组方时要注意与清热药配伍。

### 3.苦温燥湿法

本法使用味苦性温的药物，以达到燥化中焦湿邪的目的。《素问·脏气法时论篇》说："脾苦湿，急食苦以燥之。"苦温燥湿法可加强脾的运化功能，因而能达到祛除湿邪的效果。

本法适用于湿邪困阻中焦的证候，症见：脘腹胀闷，四肢困重，纳呆，恶心呕吐，口淡，口甜，大便溏泄等。

常用药物有：苍术、厚朴、陈皮、草豆蔻、草果、砂仁等。其中苍术燥湿之力最强，历代均为推崇，又兼具发汗祛风湿的作用；厚朴善于降气，呕恶、胀闷明显者堪用；草豆蔻、草果性温香烈，湿重寒盛者可用之，其中草果苦温燥湿之功尤强；砂仁具有健脾安胎之效。常用方剂如平胃散。

> **注意点**：①湿热困阻中焦之证，一定要和清热药一起使用。否则，容易化燥化热、耗伤阴津。②本法毕竟属祛邪之法，脾虚湿困者，要与健脾药配合使用。否则，久用可使脾胃气阴两伤。

### 4. 淡渗利湿法

本法使用淡渗之品渗湿利尿，使湿邪从小便而去。《素问·至真要大论》："湿淫所胜，平以苦热，佐以酸辛，以苦燥之，以淡泄之。"唐·王冰注曰："湿气所淫，皆为肿满。但除其湿，肿满自衰，因湿生病，不肿不满者，亦尔治之。湿气在上，以苦吐之，湿气在下，以苦泄之，以淡渗之，则皆燥也。泄，谓渗泄，以利水道下小便为法。然酸虽热，亦用利小便，去伏水也。治湿之病，不下小便，非其治也。"小便是人体排泄过量水液的主要途径。湿邪重浊趋下。因此，利小便是祛除湿邪最便捷有效的途径。

本法适用于正气未伤者，其中湿蕴下焦者，更为常用。如湿中蕴热，阻于下焦，导致湿热上蒸，蒙蔽清窍之证，症见：小便短少甚或不通，热蒸头胀，苔白口渴。

本法的运用首先注意药物的选择，利小便药物大概分成三类。①清热利尿类，如木通、滑石、车前子、灯心草、竹叶、茵陈，此类药物在利尿的同时，又能清热，用于祛除湿热之邪有一箭双雕之效。最宜外感湿热病使用，寒湿证多不用之，阳虚者禁用。其中，木通的力量最大，但是大量使用有可能引起肾功能衰竭。滑石，味甘性淡、寒，利水而不伤阴，较为平和，使用最为稳当，因而也较为常用。②淡渗利湿类，如茯苓、泽泻、猪苓、扁豆、薏苡仁、萆薢，此类药物多在利尿的同时，稍有健脾之功，适用于外感寒湿证或湿重于热证。③利湿退黄类，如茵陈、金钱草，此类药用于各种原因导致的黄疸病。常用方剂如八正散、茯苓皮汤。

**注意点：**①本法应用广泛，但多与其他方法配合运用。②长期使用可能损伤人体的阴津。湿邪壅盛又兼夹阳气虚或阴虚的患者，如果完全不用淡渗利湿药则湿邪不易消除，多用又会损伤阳气，故只宜酌情适量使用。

### 5.升阳除湿法

本法又称"风药胜湿法"，使用性温味辛的风药，升腾阳气，以风胜湿的一种治疗方法。此法滥觞于五行学说：风属木，湿属土；木能克土，风可胜湿。亦受自然界潮湿之物可被风干的原理启发。金·李东垣最擅用此法。

本法主要适用于脾胃虚衰，脾阳不升，湿浊内生的病证，症见：四肢困弱，身重节痛，大便泄泻，肠鸣腹痛，小便短少，舌淡白，苔白腻，脉细弱。本法常用于寒湿证，湿热证湿重于热时也可加减使用。

常用药物有防风、升麻、柴胡、羌活、独活。这类药物性温味辛，其气升浮，具有升发清阳、舒展经络之气的作用，《医学启源》概括为："风、升、生"。本法使阳气升腾，清阳得升，则浊阴自降；而风药又能胜湿，则阴湿亦自除。《内外伤辨惑论》说："寒湿之胜，助风以平之。又曰：下者举之。"常用方剂如升阳除湿汤、痛泻要方。

**注意点：**①本法与发汗祛湿法有相似之处。但本法用于脾虚湿盛为主，发汗祛湿法则用于外感表证，使用时要严格区分适应证。②本法多与其他治湿之法配合运用。③本法若用于湿热证，要注意与清热的配合，以免过于辛温，化燥伤阴。

### 6.通便导滞法

本法使用既能祛除湿浊，又能通利大便的药物，达到通下肠腑湿浊之邪，畅通肠腑气机的目的。

湿热久羁，郁结中焦，肠道气机痹阻，失其传导之常，少腹硬满，大便不通，或见大便溏臭不爽，色如果酱，身热不扬，舌苔黄腻而浊，脉濡数，如湿浊蒙蔽上焦清窍，则神识昏蒙，头胀。药物选用：皂荚子、莱菔子、瓜蒌、薤白、大黄、槟榔等。方剂的选择因其大便质地的不同而有异，便溏者，用枳实导滞汤；便秘者，用宣清导浊汤。

若寒湿凝滞，三焦气机闭塞不通，导致湿浊阻滞下焦，二便不通者，症见形寒肢冷，大便秘闭不通，小便短少甚或癃闭，舌淡白，苔白腻浊，脉沉迟。方用半硫丸。方中硫黄热而不燥，能疏导通利大便；半夏燥湿理气；二药合用，使阳气来复，三焦气机通畅，使大小便自然通利。

> **注意点**：①攻下之法，最易损伤脾胃、耗伤阳气。故此法应谨慎使用。运用此法的目的，在于祛除湿浊，畅通气机。通下大便只是一种权宜之计，故应中病即止。②药物的使用宜少量多次，缓慢通下。③便溏者，使用本法，俟大便转硬为度，转硬后则不可再用。叶天士说："湿温病大便溏为邪未尽。至大便硬，慎不可再攻也，以粪燥为无湿矣。"便秘者使用本法，俟便通为度，通后则不可再用。

## 二、祛除其他兼夹病邪

### 1.清热法

运用"热者寒之"原则，达到清除热邪目的的一种治疗方法。此法为常用方法。本法与祛湿法结合而成的"清热祛湿法"是湿热证的治疗总则。

凡辨证性质属热的湿证都可能要采取本法治疗。本法所包含的范围很广，药物众多，使用时一定要根据湿热证的特点加以选择，方有良效。

本法在湿热证中选用的根据主要有三：①根据湿热之邪所在的病位选药，即贯彻"湿分上下中外"的原则；②根据热邪的轻重选药；③根据不同的病证选药。

上焦湿热证中湿热之邪困阻肌表和肺卫，根据"治上焦如羽，非轻不举"的原则，应当选用性质轻清之品，如金银花、连翘、竹叶、黄芩、鱼腥草、贯众。常用方剂如新加香薷饮、银翘散加杏仁和滑石。

中焦湿热证，最宜选用苦寒、清热燥湿的药物，既可清热，又可燥湿，药如黄连、黄芩、栀子、龙胆、白花蛇舌草、胡黄连等。常用方剂如连朴饮。中焦阳明热盛，热重于湿者，症见：高热，面赤，口渴欲饮，身重脘痞，苔黄微腻。可用辛寒清气的药物，如石膏、寒水石，方如白虎加苍术汤。此法容易损伤脾阳，使用时一定要确认热重于湿，无脾虚泄泻，而且药量不宜大，一般石膏用量在30g之内。

下焦湿热证，应辨清病位在膀胱或肠腑。膀胱湿热证宜用淡渗利湿法中的清热利尿药，如车前子、木通等，既可清热，又可利湿，一举两得。肠腑湿热证应选用黄柏、秦皮、龙胆、白头翁等药。

湿热证中，热邪的轻重差别甚大，轻者只在方中使用既能清热，又能祛湿的药物即可，如藿朴夏苓汤中用薏苡仁、泽泻；重者清热为主，化湿为辅，如白虎加苍术汤中用石膏、知母。

**注意点：** ①正确判断湿热证中湿热的轻重，是用好本法的基础。否则，过多应用本法会损伤阳气，损伤脾胃，造成变证，加重病情；清热不足会化燥化热，损伤阴津，轻者用药无效，重者转为温热病。掌握好温燥的化湿法和寒凉的清热法之间的比例关系，是湿热两清的关键。②本法忌用于寒湿证。

### 2.祛寒法

本法是运用具有温热性质的药物，以温散寒邪，寒者热之的一种治法。湿为阴邪，易阻遏气机和损伤阳气，本法在寒湿证中使用能起驱散寒邪的效果；同时对温化气机和温通经络，祛除湿邪也有一定作用。

寒湿证的病位有肌表、经络和脏腑的不同，因此，本法药物的选用也应随之不同。寒湿困表，症见：恶寒重发热轻，甚至但恶寒不发热，头身、肌肉、关节拘急疼痛麻木，活动不利，无汗。药选辛温解表之品为主，如麻黄、桂枝、生姜、香薷、藿香。常用方剂如麻黄加术汤、桂枝姜附汤。

寒湿困阻脾胃，症见：脘腹胀闷冷痛，呕吐，大便溏泄。药物主要选用既能祛寒，又能燥湿的苦温燥湿药为主，严重者可用附子、干姜、高良姜等药，常用方剂如厚朴温中汤、藿香正气散。

**注意点：**①本法仅用于寒湿实证。虚寒证应加上温补阳气的药物方可使用。②本法一般忌用于湿热证，有时在湿热证中为了某一药物的某一功效而使用，必须伍以适量的清热祛湿药，以制其温热之性。③本法用于寒湿证，尚应注意与其他治法配合运用。

### 3. 消导食滞法

此法使用消食导滞的药物，以解除饮食物积滞于脾胃的病证。本法与健脾法、化湿法常同用，而分为健脾消食法和消食化湿法。

新冠肺炎涉及中焦脾胃，脾的运化功能障碍，若兼夹食滞可见于两种情况。①暴饮暴食，饮食不节，食滞胃脘，壅塞中焦，使脾失健运，湿浊内生，成食滞夹湿证。②素有湿困中焦，脾失健运，复又饮食不节（过食油腻或饮食过量），成湿困脾胃、又夹食滞之证。湿困与食滞的病证，症见：胃脘胀闷，甚则疼痛，嗳腐吞酸，呕吐酸腐食物，矢气，便溏，泻下物酸腐臭秽，头身困重，舌苔腻厚，脉滑。常用药物：神曲、山楂、麦芽、谷芽、莱菔子、鸡内金。常用方剂如保和丸。

**注意点：**①本法作用平和，但毕竟是攻消之法，不应作开胃药长期服用，否则，亦有损伤正气之虑。②本法经常在辨证的基础上，与其他治法同用。

### 4. 化痰法

"痰属湿为津液所化"，湿邪郁久，容易凝结为痰，而且既可以生有形之痰，也可以生无形之痰。痰为有形之阴邪，较湿邪更容易顽固地阻塞于气血津液运行的通道。痰邪不去经络不通，则湿亦难化，痰与湿虽为同类，均为津液代谢的病理产物，但是毕竟性质不同，化湿法不足以祛痰，因而，如果夹痰一定要使用化痰法。化湿法和化痰法经常结合使用，称为"化湿祛痰法"。

不论是寒湿证，抑或湿热证，具有燥湿化痰作用的药物，如半夏、天南星，是化痰的首选药物。其中，因半夏既燥湿化痰，又能和胃止呕，毒性较天南星小，所以是有形或无形之痰的最常用药物，常用方剂如二陈汤、三仁汤、宣痹汤等均以半夏作为化痰主药。

芥子化痰又能利气，善祛皮里膜外之痰。常用于无形之痰阻塞经络所致的痰核、关节疼痛，及痰蒙心窍。莱菔子既化痰，又消食下气。可用于夹痰、夹食滞者，对湿困胃肠，气机不通的大便不畅，亦有良效。皂荚辛温走窜，善于开通窍闭，多用于痰湿困阻肠胃，气机不通的大便秘结。

在湿热证中也较常用清化热痰的药物。贝母清热化痰散结，兼有舒郁之效，多用于湿热证咳嗽痰黏，兼有气郁胸闷者。桔梗开宣肺气，又能祛痰排脓。桔梗在湿热证中的使用可起到两种效果：①开宣肺气，宣通水之上源，有利于利湿；②湿热证痰黏者使用，可自起清热化痰之效。瓜蒌清热化痰，宽胸利气，最常用于痰湿互结引起的胸痹证，剂量一般宜大。海藻、昆布善于消痰软坚，常用于无形之痰导致的痰核、癥瘕、积聚。

**注意点**：①痰分有形和无形，化痰，既要注意化有形之痰，又要注意化无形之痰。②使用化痰法要中病即止，长期盲目使用易伤正气。

### 5. 活血化瘀法

生理上，津液和血液可以互相化生，对机体均有滋润和濡养的作用，两者均以气作为它们运动和变化的动力。气、血、津液在病理上也互相影响。津液代谢失常，则出现湿邪、痰饮等；血液运行迟缓和受阻，则出现瘀血。湿邪的存在会阻碍气血的运行，导致瘀血。因此，病程较久就不可避免存在着不同程度的瘀血。而瘀血不去，经络受阻，气和津液的运行不畅通，则缠绵难愈，即近代产生的"痰瘀相关学说"。

夹瘀的情况下，只有祛湿与化瘀同时进行，才可能根治本病，两种治法在临床上常合并使用，称为"利湿化瘀法"。《东垣医集》说："中满者泻之于内，以辛热散之，以苦泻之，淡渗利之，使上下分消其治，是先泻其血，后调其真经，气血平，阳布神清，此治之正也。"

夹瘀的主要临床表现：舌质出现瘀斑、瘀点和晦暗色，积聚，疼痛固定，针刺样疼痛，面色黧黑，口唇爪甲青紫，皮肤甲错，皮下紫暗斑点等。

活血化瘀药主要选用：丹参、益母草、泽兰、川牛膝、红花、桃仁、王不留行、皂角刺、莪术、三棱、斑蝥、水蛭、郁金、五灵脂、延胡索等。丹参可调经、通脉、止痛、逐瘀生新，而且作用比较平和，是治疗各种夹瘀证的常用药。益母草、泽兰既可化瘀，又能利湿消肿，对水肿夹瘀者效果较好。郁金行气解郁，利胆退黄，活血化瘀，常用于肝胆湿证。常用方剂如当归芍药散、血府逐瘀汤、中满分消丸（汤）。

# 第二节　调理气机和脏腑功能

《素问·六微旨大论》曰："出入废则神机化灭，升降息则气立孤危。故非出入，则无以生长壮老已；非升降，则无以生长化收藏。"人体的一切生理活动，都与气机的升降出入活动有着密切的关系；而全身气机的升降出入活动，又是各个脏腑生理功能的协同作用的反映。病理状况下，各个脏腑的功能障碍和虚损，都会导致气机升降出入活动的异常。因此，如果要全面探究气机的活动，就必须从各脏腑的生理功能入手。

湿邪为至阴有形之邪，六淫之中湿邪最易阻遏气机，损伤阳气。疾病过程中，气机失调是人体正气方面的最主要病理改变。气机失调和湿邪之间存在着一个互为因果的关系：湿邪遏阻气机，损伤阳气，导致气滞和阳气不足；气滞和阳气不足导致津液代谢失常，不但无法祛除湿邪，而且又导致内生湿邪。因此，恢复全身气机的正常活动是治疗中"扶正"的最重要任务，所谓"治湿不治气，非其治也"。清代柳宝诒说："治湿热两感之病，必先通利气机，俾气水两畅，则湿从水化，热从气化，庶几湿热无所凝结。"

因为湿邪和气机失调存在着互为因果的关系，所以治疗上祛湿和调理气机之间存在着密切的联系。湿邪阻遏气机，祛除湿邪则气机得畅；气滞湿停，通畅气机是祛除湿邪的必要条件。历代医家常用的治法——通阳化湿，就是通过宣通阳气，调理气机，以达到祛除湿邪的目的。清代叶天士的"通阳不在温，而在利小便"，就是通过利小便的方法，祛除湿邪，疏通三焦，解除湿邪对气机的阻遏，达到宣通阳气的目的。

本节以三焦为纲，分脏腑阐述新冠肺炎主要的气机失调病证和脏腑功能失调病证的治法。

## 一、调理上焦气机和脏腑功能

肺居上焦，是脏腑中位置最高的脏器，古人称之为"华盖"。是上焦脏腑中与湿邪关系最大的脏器。肺通过宣发和肃降作用，将津液分别输布到体表和下焦。肺的气机失调主要表现为宣发和肃降功能的失调，导致上焦气机的向外和下降的运动失常。而且，肺的宣发和肃降又可相互影响，关系密切。疾病过程中，调理上焦气机的重点是调理肺脏的气机。因为湿得热则升，与寒湿证相比较，湿热证位偏上，所以，湿热证与肺的气机关系尤为密切。《医原·湿气论》说："湿热治肺，千古定论。"

调理肺脏的气机是一个关系到治疗全局的问题。纵然没有肺病的临床表现（如咳喘），治疗也应考虑到调理肺气。赵绍琴教授说："盖肺主一身之气，肺气宣则一身之气机通达，三焦通畅，营卫皆和，津液敷布，气化得行则湿邪自去矣。"（《当代名医临证精华·温病专辑》）通过宣通肺气，开通津液运化的源头，才可能使三焦气机和水液的运行上下通畅、外达肌表，亦即全身气机的升降出入恢复正常，达到"启上闸，开支河，导湿下行，以为出路，湿去气通，布津于外，自然汗解"（《医原·湿气论》）的目的。这种通过宣肺以达到利湿的方法，亦即"提壶揭盖法"。

宣肺法适用于不同病位的各型湿热证和气机不畅为主的寒湿证。常用药物：杏仁、桔梗、麻黄。杏仁宣肺下气，以宣发为主兼具肃降之功。《医学摘粹》认为其："降冲逆而开痹塞，泄壅阻而平喘嗽，消皮腠之浮肿，润肺肠之枯燥，最利胸膈，兼通经络。"因为杏仁宣肺作用稳当，副作用少，所以，杏仁是湿热证治疗中宣肺的最常用药物，如三仁汤、宣痹汤等方剂均用杏仁。在宣肺的情况下，使用杏仁的药量宜大，如三仁汤中的杏仁量为15g。杏仁与滑石合用，是宣肺利湿的最常用配伍，具有效果好而平和的特点，《温病条辨》屡用此法。

桔梗除宣肺之外，还具有化痰和引药上行的作用，对湿热夹痰者可取化痰宣肺之效，对湿瘀互结于胸者可取宣肺和引药上行之效。

麻黄性味辛温，历来为宣肺利水之要药，对水湿泛溢的水肿和寒湿证有较强的疗效，方如越婢加术汤。但是，湿热证一般不用。肺气壅盛严重者，症见：咳喘上气，上半身水肿严重。在宣肺的基础上，可能还需用通降肺气的药物，如厚朴、桑白皮、苏子，方如杏仁薏苡汤。

> **注意点：** ①宣通肺气是调理全身气机，疏利三焦水道的重要一环，应当从全局的角度加以重视，不可仅限于就肺论肺。②要处理好本法与其他治法的配合运用，本法一般不单独使用。

## 二、调理中焦气机和脏腑功能

中焦是全身气机、水湿运化的枢纽，病变的中心。湿阻中焦，对各脏腑气机和功能的影响主要表现：湿邪困阻，脾胃气机升降和运化失调；脾气、脾阴虚损，邪郁少阳；肝气不能条达。针对这些病机主要有理气和中、健脾益气、温补脾阳、和解少阳、疏肝理气等治法。

### 1. 理气和中法

本法主要使用疏理气机、消除气滞的药物，调理脾胃气机的升降和运化，消除中焦气滞。

脾喜燥恶湿，湿邪易犯脾胃，多数证候都存在脾胃受困，运化失常的病机。中焦脾胃气滞，主要表现为两种情况。①脾气不升，症见：神疲乏力，腹胀，泄泻。②胃失和降，症见：嗳气，恶心，呕吐，呃逆，胃脘胀闷。因为脾胃关系密切，之间的升降关系并不是对立的，而是相互依存、相互影响的，所以多数情况表现为两者并见，即脾不升，胃亦不降。

药物多选用性味辛苦而温的行气药，如枳实、枳壳、厚朴、陈皮、木香、甘松、佛手、大腹皮、砂仁、豆蔻，这类药因其辛香，能行能散，开通气结，调畅气机，宽胀止痛，升提脾气。因其味苦，能泄能降，和降胃气，所以，这类药多兼具解除脾胃气滞的功能，且每味药物又各具特点。枳实、枳壳行气开泄，消痞散结，具有较好的消除脘腹胀痛和癥瘕膨胀的能力，其中枳壳较枳实和缓。厚朴行气降逆，多用于胃气上逆。木香长于入脾导滞而消食积，通利大肠而治里急后重，能升能降，彻里彻外，有较强的行气止痛作用。但湿热证使用时，要防其辛窜太过，引动湿热上蒙清窍，故历代治外感湿热证的方剂中并不常用。陈皮行气理脾，燥湿化痰，作用平和，能同时解决湿困脾胃引起的气滞、痰湿等问题，故而常用。豆蔻、砂仁既能行气散滞，又有较强的芳香化湿作用，是治疗湿困为主，脾胃气滞的常用药。大腹皮利水消肿、行气宽中，是消除水湿肿满的佳品。常用方剂：三仁汤、连朴汤、平胃散、藿香正气散。

对脾胃升降失司严重，又寒热错杂，实中夹虚的痞证，上述药物也有一定作用，但是，以使用寒热并用的辛开苦降法效果更好。代表方：半夏泻心汤。此方取黄芩、黄连苦寒降泄，干姜、半夏辛温开泄燥湿，能迅速调节升降失调，恢复脾升胃降的正常状态。叶天士认为："诸泻心方取治湿热最当。"

**注意点：**①此法所用药物温燥行气，过多应用有耗气伤阴之弊，使用时要抓住气滞实证这一主要病机，防止"香燥疏气，愈疏愈痛"。（《中医临证备要》）虚证一般不用，或仅作为佐药少量使用。②辛开苦降法的使用，要根据病情的寒热，仔细斟酌苦寒降泄和辛温开泄两组药物之间的药量比例，否则，过寒伤脾，过热不降。③此法多与他法配合使用，常见配合如健脾理气、理气化湿、行气导滞、理气消食等。

### 2.健脾益气法

健脾益气法使用补益脾气的药物，以培补脾气的不足和纠正脾脏功能的低下，使脾脏的功能恢复正常。

本法适用于疾病后期，湿邪基本祛除，脾气亏虚，脾失健运的病证。症见：倦怠无力，呼吸少气，动则气喘，面色㿠白或萎黄，懒于言语，食欲欠佳，食量较少，便溏，舌淡红或淡白，苔薄白，脉弱。常用药物：党参、白术、茯苓、山药、黄芪、砂仁、甘草。常用方剂如四君子汤、参苓白术散。

### 3.温补脾阳法

本法是在健脾益气的基础上，配合温中散寒的药物，以达到温补脾脏阳气，振奋中阳，驱散阴寒的目的。适用于脾气不足进一步发展，而导致脾脏阳气虚衰，虚寒内生的病证，症见：脘腹隐痛、喜温喜按，畏寒肢冷，神疲乏力，动则气促，面色无华，纳少，纳多脘胀，大便稀溏，舌淡白，苔少，脉弱。药用干姜、川椒、丁香、吴茱萸、高良姜等温中散寒药，与人参、白术、砂仁等补气健脾药组方。常用方剂如理中丸。

**注意点**：①脾喜燥恶湿，脾气贵流通。两法使用时，多伍以理气、渗湿、燥湿之品，方如实脾饮。②以两法为主进行治疗时，要确定病邪基本祛除（苔薄白是病邪基本祛除的重要标志），方可使用，否则，有闭门留寇之虞。③两法有忌用于湿热证之说（《温病纵横》），尤其指参、芪之类。但并非完全禁用，脾虚和湿热并存的情况下，在清热祛湿的基础上，适当健脾益气有时候是必要的，如半夏泻心汤中之用人参。疾病后期，湿热之邪已去，脾气虚和脾阳虚者就应酌情使用。④脾阳虚证常伴有肾阳虚，在此情况下，应当考虑兼补肾阳。

### 4. 和解少阳法

本法采用寒热并用，理气祛湿等特有的用药方式，通过和解，调和作用，达到和解少阳气机，祛除湿邪的目的。

本法应用于湿热之邪蕴藏盘踞少阳胆经，以寒热往来，胸胁苦满，口苦泛恶，苔腻脉弦为主要表现的病证。本法常以柴胡、青蒿透达少阳半表之邪；黄芩、栀子清解胆腑半里之热；半夏、生姜和中降逆；再以燥湿、利湿之品祛除湿邪。诸药合用，共同达到分消湿邪、清除热邪、调理气机、恢复津液正常输布活动等作用。

邪郁少阳的证候，都宜用本法治疗，但运用有所不同。①胆布痰扰证：以惊悸数不眠，烦躁不宁为主症，方用温胆汤。②湿热郁蒸少阳证：以发热，伴轻微恶寒，或寒热往来为主症，方用蒿芩清胆汤。③邪伏膜原证：以憎寒壮热，全身疼痛，积粉苔为主症，方用达原饮。

**注意点**：实质上，本法是一种综合的治法，比较复杂。本法将透邪、理气、燥湿、利湿、清热等各种方法有机结合在一起。要根据病机，辨证使用，合理处理各种治法的关系，才能达到应有的效果。

### 5. 疏肝理气法

本法使用具有疏肝作用的行气药，以达到使肝脏气机条达的目的。

本法适用于七情郁结，气郁生湿的病证和湿邪停滞中焦而致的肝气失疏的病证。症见：胸胁痞满胀痛，烦躁易怒，大便不调，情志不舒常导致各种症状加剧，脉弦。肝主疏泄，对全身气机的畅达，脾胃和气血津液的运化均有一定作用。湿邪易阻遏气机，阻亦必遏肝气。疏肝理气也是调理气机的必要一环。《傅青主女科》说："盖湿热留于肝经，因肝气之郁也，郁则必逆，逍遥散最能解肝之郁与逆。郁逆之气既解，则湿热难留。"常用药物：香附、柴胡、香橼、佛手、青皮、枳壳、木香、乌药、吴茱萸、川贝母。常用方剂：逍遥散、柴平汤。

**注意点：**①新冠肺炎以本法为主治疗的证候不多，但本法是调理中焦气机不可或缺的一环。②本法多与各种祛湿法、清热法等一起使用。

## 三、调理下焦气机和脏腑功能

水液代谢与脏腑的关系，概括地说为：其标在肺，其枢在脾，其本在肾。《素问·逆调论》说："肾者水脏，主津液。"肾中精气是肾阳的物质基础，肾阳是全身水液代谢的原动力。由于肾阳为全身阳气之本，疾病过程中，湿邪对各脏腑阳气的损害，最终都将累及肾阳，导致肾阳虚。因而，疾病后期，肾虚是普遍存在的病机。肾主二阴、二便，膀胱的开阖和大肠的运化与肾关系密切，因此，下焦的阳虚之证实质上都属肾阳虚范畴。

调补肾阳，需要注意四个主要病机及其相应的治法。

（1）肾脏阳气不足、阳气不振　湿邪和寒湿之邪长时间阻遏和损耗全身阳气，导致人体阳气之本——肾阳的虚损和萎靡不振；或素体肾阳不足，导致肾阳的温煦气化，温运的功能低下，虚寒内生。症见：全身畏寒肢冷，腰膝酸软而痛，头目眩晕，精神萎靡，面色不华，耳鸣，舌质淡胖苔白润、脉弱。针对这一病机，应当用温肾回阳，温经散寒的治法，药用：附子、肉桂、桂枝、干姜，以达到温煦和振奋肾阳，祛散阳虚所致的阴寒，促进肾阳对水液的气化和二便的控制功能的效果。

（2）肾的精气不足　肾阳是以肾的精气为物质基础的，肾阴和肾阳之间存在着互根互用的关系，严重的肾阳虚必定存在着肾的精气不足，肾阳化生无源。单用温肾回阳的方法调治肾阳，只能振奋阳气于一时，不补肾之精气，终必肾阳化源不继，不可能达到在质与量上均恢复肾阳的目的，也就无法根除寒湿产生的内因。因此，明代张景岳在《景岳全书》将："六味地黄丸""肾气丸"用于治疗阳气不足，寒湿内停的病证。六味地黄丸以熟地黄、山茱萸、淮山药补肾填精，以茯苓、牡丹皮、泽泻利湿泻火、防止腻滞，全方补中有泻，是补益肾精的重要方剂。该方加桂枝、附子而成的肾气丸，在补益肾精的基础上突出了温补肾阳，其组方贯彻了"善补阳者，必于阴中求阳，以阳得阴助，而生化无穷"的原则。六味地黄丸适用于疾病后期，湿邪基本消退，肾精亏虚的证候。起到补益肾脏精气，恢复肾脏主水、气化功能的效果。如《景岳全书》所说："阴虚者，只宜壮水，真水既行，则邪湿自无所容矣。"肾气丸适用于疾病后期，肾阳亏损，湿邪基本消退的证候，起"凡治阳虚者，只宜补阳，阳胜则燥，而阴湿自退"（《景岳全书》）的效果。

（3）水湿内停　肾阳虚，气化无力，常导致水湿泛溢，全身水肿，腰以下肿甚，甚或水气凌心，心悸，气促，端坐不得卧。此时，阳气不运则水湿无以消，水湿不祛则阳气无以复，应当温肾回阳和燥湿利湿并用。

（4）脾肾阳虚　脾阳和肾阳关系密切，肾阳是脾阳的"锅底之火"。脾肾两脏都是水液代谢的主要脏腑，所以，两脏的阳虚证常并见。温补肾阳时要注意温补脾阳，温补脾阳时也要温补肾阳。

肾阳虚主要表现为两个病证——水肿和泄泻，相应的治法是温阳利水和温阳止泻。分述如下。

### 1.温阳利水法

本法温肾回阳、燥湿健脾和淡渗利湿药物合用，达到温补肾阳，振奋和温通阳气，祛除水湿的目的，用后可以起到阳气通行，湿得气化，水肿消退的效果。

本法适用于肾阳虚和脾肾阳虚，阴寒水湿内盛以水肿为主症的病证。症见：在肾阳虚症状的基础上，尚见全身水肿，腰以下肿甚，小便不利甚则腹部胀满，心悸，气促，端坐不得卧。

常用方剂如真武汤、五苓散、苓桂术甘汤。

### 2.温阳止泻法

本法温补脾肾、健脾益气和化湿的药物同用，达到温补肾阳和脾阳化湿止泻的目的。

本法适用于肾阳虚，不能温煦脾土，脾失健运，水湿下泄的病证，症见：在肾阳虚症状的基础上，尚见腹部冷痛，久泻久痢，或五更泄泻，或下利清谷。

常用方剂如四神丸、附子理中丸。

**注意点：**①肾阳虚是正气受伤的严重阶段，其来也渐，其愈也缓，需要较长时间的培补才能恢复。②要处理好标本关系，寒湿为标，肾阳虚为本，肾之精气是肾阳的物质基础。湿邪壅盛时，过于补益精气，不利于祛邪，故湿邪盛时，多用温阳利湿（水），少用补益精气。但是，肾之精气是肾阳的物质基础，湿邪少或无时，就当治本，补益精气。

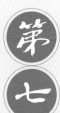

第七章

新型冠状病毒感染的肺炎诊疗方案

新冠肺炎疫情发生以来，因对其认识的不断深入以及诊疗经验的积累，国家卫健委多次更新《新型冠状病毒肺炎诊疗方案》试行版，为临床中西医结合诊治本病起到指导性作用。

# 第一节　西医临床分型治疗

## 一、临床分型

轻型、普通型、重型和危重型。

### （一）轻型

临床症状轻微，影像学未见肺炎表现。

### （二）普通型

具有发热、呼吸道等症状，影像学可见肺炎表现。

### （三）重型

符合下列任何一条：

① 出现气促，RR≥30 次 / 分；

② 静息状态下，指氧饱和度≤93%；

③ 动脉血氧分压（$PaO_2$）/ 吸氧浓度（$FiO_2$）≤ 300mmHg（1mmHg=0.133kPa）。

### （四）危重型

符合以下情况之一者：

① 出现呼吸衰竭，且需要机械通气；

② 出现休克；

③ 合并其他器官功能衰竭需 ICU 监护治疗。

## 二、西医治疗

### （一）根据病情确定治疗场所

（1）疑似及确诊病例应在具备有效隔离条件和防护条件的定点医院隔离

治疗，疑似病例应单人单间隔离治疗，确诊病例可多人收治在同一病室。

（2）危重型病例应尽早收入 ICU 治疗。

### （二）一般治疗

（1）卧床休息，加强支持治疗，保证充分热量；注意水、电解质平衡，维持内环境稳定；密切监测生命体征、指氧饱和度等。

（2）根据病情监测血常规、尿常规、CRP、生化指标（肝酶、心肌酶、肾功能等）、凝血功能，动脉血气分析、胸部影像学等，有条件者可行细胞因子检测。

（3）及时给予有效氧疗措施，包括鼻导管、面罩给氧和经鼻高流量氧疗。

（4）抗病毒治疗　目前没有确认有效的抗病毒治疗方法。可试用 α- 干扰素雾化吸入（成人每次 500 万 U 或相当剂量，加入灭菌注射用水 2ml，每日 2 次）、洛匹那韦 / 利托那韦［克力芝，200mg/（50mg，每粒），每次 2 粒，每日 2 次］，或可加用利巴韦林（成人首剂 4g，次日每 8h 1 次，每次 1.2g，或 8mg/kg iv，每 8h 1 次）。要注意洛匹那韦 / 利托那韦相关腹泻、恶心、呕吐、肝功能损害等不良反应，同时要注意与其他药物的相互作用。

（5）抗菌药物治疗　避免盲目或不恰当使用抗菌药物，尤其是联合使用广谱抗菌药物。

### （三）重型、危重型病例的治疗

#### 1. 治疗原则

在对症治疗的基础上，积极防治并发症，治疗基础疾病，预防继发感染，及时进行器官功能支持。

#### 2. 呼吸支持

（1）氧疗　重型患者应接受鼻导管或面罩吸氧，并及时评估呼吸窘迫和（或）低氧血症是否缓解。

（2）高流量鼻导管氧疗或无创机械通气　当患者接受标准氧疗后呼吸窘迫和（或）低氧血症无法缓解时，可考虑使用高流量鼻导管氧疗或无创通气。若短时间（1～2h）内病情无改善甚至恶化，应及时进行气管插管和有创机械通气。

（3）有创机械通气　采用肺保护性通气策略，即小潮气量（4~8ml/kg理想体重）和低吸气压力（平台压<30cmH$_2$O）进行机械通气，以减少呼吸机相关肺损伤。较多患者存在人机不同步，应当及时使用镇静以及肌松剂。

（4）挽救治疗　对于严重ARDS患者，建议进行肺复张。在人力资源充足的情况下，每天应进行12h以上的俯卧位通气。俯卧位通气效果不佳者，如条件允许，应尽快考虑体外膜肺氧合（ECMO）。

### 3. 循环支持

充分液体复苏的基础上，改善微循环，使用血管活性药物，必要时进行血流动力学监测。

### 4. 其他治疗措施

可根据患者呼吸困难程度、胸部影像学进展情况，酌情短期内（3~5日）使用糖皮质激素，建议剂量不超过相当于甲泼尼龙1~2mg/（kg·d），应当注意较大剂量糖皮质激素由于免疫抑制作用，会延缓对冠状病毒的清除；可静脉给予血必净100ml/次，每日2次治疗；可使用肠道微生态调节剂，维持肠道微生态平衡，预防继发细菌感染；可采用恢复期血浆治疗；对有高炎症反应的危重患者，有条件可考虑使用体外血液净化技术。

患者常存在焦虑恐惧情绪，应加强心理疏导。

## 第二节　中医分期治疗

在西医治疗的基础上，给予中药治疗是提高新冠肺炎治愈率，缩短病程的重要手段。由于舌诊在新冠肺炎诊疗中具有重要作用，因此，我们基于新冠肺炎患者舌象，采用图文并茂形式，对《新型冠状病毒肺炎诊疗方案（试行第五版）》中关于中医药诊疗方案的分期治疗进行图文解读。

## 一、医学观察期

该期相当于西医临床分型的轻型。

## （一）临床表现 1

乏力伴胃肠不适。

推荐中成药：藿香正气胶囊（丸、水、口服液）。

## （二）临床表现 2

乏力伴发热。

推荐中成药：金花清感颗粒、连花清瘟胶囊（颗粒）、疏风解毒胶囊（颗粒）、防风通圣丸（颗粒）。

值得注意的是，该期患者因病情轻浅，外邪对人体影响较小，舌象特征尚未发生改变，仍表现为患者体质特点、舌象特征。

# 二、临床治疗期

## （一）初期：寒湿郁肺

相当于西医临床分型的普通型。

【临床表现】恶寒发热或无热，干咳，咽干，倦怠乏力，胸闷，脘痞，或呕恶，便溏。脉濡。

【舌象特征】舌质淡或淡红，苔白腻。见图 7-1。

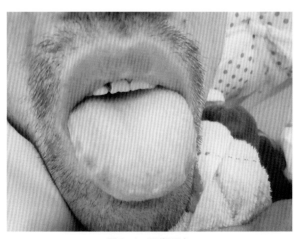

图7-1　早期舌象

【治法】化湿解毒，宣肺透邪。

【处方】苍术 15g，陈皮 10g，厚朴 10g，藿香 10g，草果 6g，生麻黄 6g，羌活 10g，生姜 10g，槟榔 10g。酌症加减。

## （二）中期：疫毒闭肺

相当于西医临床分型的普通型。

【临床表现】身热不退或往来寒热，咳嗽痰少，或有黄痰，腹胀便秘，胸闷气促，咳嗽喘憋，动则气喘。脉滑数。

【舌象特征】舌质红，苔黄腻或黄燥。见图 7-2。

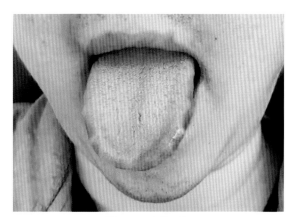

图7-2　中期舌象

【治法】宣肺解毒，通腑泄热。

【处方】杏仁 10g，生石膏 30g，瓜蒌 30g，生大黄 6g（后下），生炙麻黄各 6g，葶苈子 10g，桃仁 10g，草果 6g，槟榔 10g，苍术 10g。酌症加减。

【推荐中成药】喜炎平注射液、血必净注射液。

## （三）重症期：内闭外脱

相当于西医临床分型的重型或危重型。

【临床表现】呼吸困难、动辄气喘或需要辅助通气，伴神昏，烦躁，汗出肢冷。脉浮大无根。

【舌象特征】舌质紫暗，苔厚腻或燥。见图 7-3。

【治法】开闭固脱，解毒救逆。

【处方】人参 15g，黑顺片 10g（先煎），山茱萸 15g，送服苏合香丸或安宫牛黄丸。酌症加减。

【推荐中成药】血必净注射液、参附注射、生脉注射液。

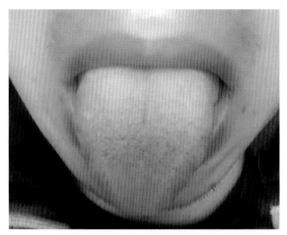

图7-3　重症舌象

## （四）恢复期：肺脾气虚

【临床表现】气短，倦怠乏力，纳差呕恶，痞满，大便无力，便溏不爽。脉细。

【舌象特征】舌淡胖，苔白腻。见图 7-4。

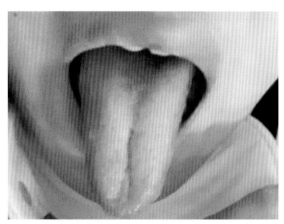

图7-4　恢复期舌象

【治法】补肺益气，健脾化湿。

【处方】法半夏9g，陈皮 10g，党参 15g，生黄芪 30g，茯苓 15g，藿香 10g，砂仁 6g（后下）。酌症加减。

第八章

新冠肺炎的预防和调理

## 第一节 新冠肺炎的预防

### 一、疫时防护

此次引起流行的冠状病毒为一种变异的新型冠状病毒，人群缺少对该病毒株的免疫力，且具有人群普遍易感性，所以可引起新冠肺炎大范围流行。经呼吸道飞沫和密切接触传播是其主要传播途径，因此，在流行期间应当注意做好严格的自我防护。

**1. 尽量减少外出**

（1）避免去疾病正在流行的地区。

（2）尽量减少走亲访友和聚餐，尽量在家休息。

（3）少到人员密集的公共场所活动，尤其是空气流动性差的地方。

**2. 个人防护和卫生**

（1）建议外出时佩戴口罩，如外出前往公共场所、就医和乘坐交通工具等。

（2）保持手卫生　减少接触公共场所的公共物品；从公共场所返回、咳嗽手捂之后、饭前便后，要充分洗手；不确定手是否清洁时，避免用手接触口、鼻、眼；打喷嚏或咳嗽时，用手肘衣服遮住口鼻。

**3. 健康监测与就医**

（1）主动做好个人与家庭成员的健康监测，自觉发热时要主动测量体温。

（2）若出现可疑症状，应主动佩戴口罩及时就近就医。若出现新型冠状病毒感染可疑症状，应根据病情，及时到医疗机构就诊。并尽量避免乘坐公共交通工具，避免前往人群密集的场所。就诊时应主动告诉医生自己的相关疾病流行地区的旅行居住史，以及发病后接触过什么人，配合医生开展相关调查。

**4. 保持良好的卫生和健康习惯**

（1）居室勤开窗，多通风。

（2）家庭成员不共用毛巾，保持家具、餐具清洁，勤晒衣被。

（3）不随地吐痰，口鼻分泌物用纸巾包好，弃置于有盖垃圾箱内。

（4）注意营养，适度运动。

（5）不要接触、购买和食用野生动物；尽量避免前往售卖活体动物的市场。

（6）家庭备置体温计、口罩、家用消毒用品等物资。

## 二、平时预防

新冠肺炎属于中医"疫病"范畴，病因为感受湿邪疫疠之气。湿病的产生与起居不慎，感受湿邪；体能运动过少，气血运行迟缓；七情失调，气机郁滞；饮食失宜；及脏腑功能失调等有关。因此，针对湿病的病因病机，注意体育锻炼、饮食卫生、调摄精神、避免感受湿邪和适当的饮食和食疗，湿病是可以预防的。

### 1.注意锻炼身体

生命在于运动。适当的体育运动锻炼能够促使血脉流通，气血通畅，关节屈伸滑利。气血顺畅、津液运行正常则不易内生湿邪；外感的湿邪也容易被身体的正气清除掉。保持良好的体育运动习惯的人，湿病（尤其是内伤湿病）的发病率就比较低。汉•华佗以"流水不腐，户枢不蠹"的"恒动"观，创造了模仿虎、鹿、熊、猿、鸟五种动物运动状态的"五禽戏"，现代人也常进行的各种运动，如太极拳、八段锦、长跑、交际舞、骑车、散步、游泳、登山等，都对预防湿病有着良好的效果，持之以恒，则不易患湿病。

### 2.养成正确的饮食习惯

湿病以中焦脾胃为病变中心，脾胃是饮食物和津液的运化中枢。如果饮食失调损伤脾胃，则容易导致内生湿邪。因此，养成正确的饮食习惯是防止湿病产生的一个重要环节，正确的饮食习惯包括：合理的饮食物构成、适当的饮食量、有规律的饮食时间、饮食物的清洁卫生以及"因人、因时、因地"制宜的饮食习惯。《素问•藏气法时论》说："五谷为养，五果为助，五畜为益，五菜为充，气味合而服之，以补精益气。"《黄帝内经》提出的这一套以大米、小麦、小米等谷类食物为主，辅佐以适量的水果、肉类和蔬菜的饮食物方案，经历了两千多年的实践检验，证明了它是科学的、正确的。偏食、嗜食容易导致疾病的产生，偏食、嗜食肉类、甜腻食品，导致脾气壅滞，湿邪内生。

中医历来强调"食宜清淡"，其清指食物应以素食为主，辅之少量荤食；淡指饮食物的滋味不要太过，尤其是要控制盐的摄入。

每餐的饮食量要适当，不宜太饱。《素问·痹论》说："饮食自倍，肠胃乃伤。"一般饮食以七八分饱为宜，太饱容易导致食滞胃脘，壅塞损伤脾胃，湿邪内生。饮食量毫无规律，遇嗜食之物则暴食无度，遇清淡之物则嫌无味而宁可忍饥，更是百害而无一利。

一日三餐的饮食时间必须有规律。三餐定时，使饮食规律化，有利于脾胃消化吸收功能正常。一日之中，白天活动量大，故食量可稍多；夜幕活动量少，少食为宜，"早餐要吃好，午餐要吃饱，晚餐要吃少"的饮食习惯对一般人是合适的。

饮食物的清洁卫生十分重要，许多湿病如痢疾、泄泻、霍乱、黄疸等，主要通过饮食物传染，因此，饮食之前，一定要确保饮食物的卫生。

饮食调理中尚应注意"因人、因时、因地"制宜。一般体胖者多痰湿，适宜多吃清淡化痰之品；体瘦者多阴虚，血亏津少，适宜多吃滋阴生津的食品。

春天阳气发越，不宜再食油腻辛辣之物，以免助阳外泄，应多食清淡之蔬菜、豆类或豆制品；夏天暑湿旺盛，脾胃受困，谨防过食生冷和食物不洁，饮食以甘寒、清淡、少油为宜，绿豆汤、荷叶粥、冬瓜汤、西瓜等能清暑利湿，可以常食；秋天燥气袭人，易伤肺伤津，可多食水果、萝卜等滋阴生津、清肺化痰之品；冬天寒气逼人，晨起宜服热粥，选食牛羊肉等温热性食物，可起祛寒温阳之效。

世界各地人文不同，地理条件各异，各国、各民族的人民在长期的生活中，一般都养成了一套适合当地条件的饮食习惯，这些饮食习惯丰富多彩、千差万别，但是，一般是正确，是合乎当地地理条件的。例如：东南亚人民（尤其是印度人）嗜食咖喱，三餐必备。外人食之，辛辣无比。但是，当地人长期食用并无不适。原来当地地理卑湿，咖喱可以燥湿；而且每服咖喱必饮冷水、椰汁等清凉饮品，故并不燥热。总之，食谱可以千变万化，饮食总以平调中和为上。

### 3. 调摄精神

人的精神情志活动，与人体的生理活动和病理变化有着密切的关系。由于人的精神情志活动可影响机体气机的正常升降出入。《素问·举痛论》说："怒则气上，喜则气缓，悲则气消，恐则气下……惊则气乱……思则气结。"突然强烈或长期反复的精神刺激，可能引起气机逆乱，从而导致机体的气、血、津液的运行失常，脏腑功能活动紊乱和阴阳失调。与湿病有关的情志异常，主要是长期的思虑过度，导致气机郁结，津液运行不畅而生内湿。《医原》说："思虑过度则气结，气结则枢转不灵而成内湿。"精神的调摄应当遵循《素问·上古天真论》"恬淡虚无，真气从之，精神内守，病安从来？"的原则，也就是注意清心寡欲，安定清静，杜绝妄想，减少思虑，这样可以保持机体的气机通畅，脏腑功能正常，正气旺盛，减少疾病的产生。

### 4. 注意生活起居

湿病的产生与居住环境、作息习惯、生活嗜好有密切的关系，因此，也要注意这方面的调摄。

要选择阳光充足、空气流通的居住环境，避免长期在潮湿的环境中居住和工作。冬天要多着衣物以避免寒湿之气；夏天应选阴凉通风之处以避暑湿之气。若居处或工作处有空调，则要注意室内外空气的流通，空气的温度要适中，以免感受风寒。

要保持充足和有规律的睡眠。睡眠与人体自身免疫系统功能息息相关，进入睡眠状态后，人体各个系统各司其职，有益于增强免疫功能的作用。反之，睡眠不足容易导致气机紊乱，贪睡则导致气机懈惰。

戒除不良嗜好。酒为湿热之物，过量饮酒轻则伤脾生湿，重者发展成臌胀。香烟性质燥热，伤肺伤阴，肺气失宣，亦致湿痰内生。

### 5. 药物预防和人工免疫

民间百姓很早就有用药物来清洁空气和饮水，以避免湿病和其他疾病的习惯。《楚辞·离骚》说："纫秋兰以为佩。"《礼记》说："佩帨兰茝"。意思是佩戴佩兰、白芷等芳香化湿的药物，以净洁空气，抑制或杀灭致病微生物，防止湿病的发生。中国民间端午节悬挂石菖蒲、艾叶，都是药物预防疾病的一种应用。常用于消毒空气和饮水的中药有：石菖蒲、佩兰、苍术、辛夷、艾叶、香茅、沉香等。《备急千金要方》《太平惠民和剂局方》《普济方》《验方新编》都记载了用芳香化湿等药以饮漱、扑身、涂鼻、摩囟、洗浴、药枕、焚熏、佩戴，避免疾病。

目前尚无新型冠状病毒的疫苗，但随着现代人工免疫方法的研究推进，预防此类疾病的疫苗指日可待。

# 第二节　新冠肺炎的调理

湿病来缓去迟，缠绵难愈，病程较长，且有愈后容易复发的特点，因此，病中和病后的调理十分重要，是促进湿病好转和预防复发的重要环节。兹按新冠肺炎发作期（初期、中期、重症期）和恢复期两个阶段进行阐述。

## 一、新冠肺炎发作期调理

新冠肺炎属于中医湿病范畴，湿病是湿邪蕴积于人体内而产生的一类疾病。它主要包括湿邪由外侵入的外感疾病和湿邪内生而导致的内伤疾病，主要的饮食调理从内外与寒热的维度来阐述。

### （一）外感湿热病证调理

外感湿热病中，脾脏被湿邪所困，胃肠道损伤，运化功能低下，饮食调理至关重要。食物中性质油腻、生冷、温热、辛辣及质地粗糙不易消化者，均在禁食之列。饮食物以清淡为宜，一般以米粥最好，饮料可选用薏米汤、绿豆汤、苦瓜汤、豆芽汤、冬瓜汤、绿茶，适量温服。饮食量应比平常大减，以减少脾胃的负担。各病有所不同，以湿温病（肠伤寒）食量最应严格控制，食量在正常饭量的 1/5～1/4 即可。

病邪基本消退之后，脾胃虚损上升为主要矛盾，可酌进健脾益气之品。但应注意：此时脾胃受损，功能低下，"虚不受补"。药补或食补太过，均可导致脾胃壅塞，病情反复。再则，湿邪来缓去迟，脾虚之体，余湿未清，仍应佐以利湿燥湿之品。饮食仍以少量，容易消化为宜；饮食物以米粥为主，薏米粥、绿豆粥最佳，佐以蔬菜瓜果和少量的鱼类及瘦肉。

此时，最忌患者家属见患者病体虚弱，擅用大量鸡、鸭、鱼、肉、参、茸补品。常见脾胃因此而塞，余邪因此而复，应当嘱患者注意。

患者的病室应当保持空气清新流通。除重症外，一般患者每天可适当散步及进行轻柔的户外活动。

## （二）内伤湿热病证调理

内伤湿热病的产生多因饮食起居失调、思虑过度及脏腑功能失调所致。其来也渐，其去也缓。临床上，应当同时进行治疗和调理，才可能有好的疗效。

首先，要纠正产生内伤湿热病的不良生活习惯，按照"湿病的预防"一节所述，指导患者正确安排好饮食起居，调和情志，开朗胸怀。临床上，常见的不良生活习惯有：嗜食油腻、滥用滋补、作息无常、缺少运动、嗜酒嗜烟等。应当在问诊中查明，然后，在医嘱中有针对性地指导患者改正。

食疗在本病中有重要作用，利于患者长期坚持服用。《种杏仙方》认为对此病患者，"苡仁和米煮粥，常食之功胜诸药"。素性食物中能清热除湿之品不少，常用有：薏苡仁、荞麦、玉米、小米、赤小豆、绿豆、豆腐、豌豆、白扁豆、豆芽、空心菜、苋菜、黄花菜、慈姑、海带、紫菜、苦瓜、黄瓜、丝瓜、葫芦、冬瓜、萝卜、藕节、莴苣、茭白、竹笋、李子、山楂、西瓜、香瓜、醋、豆豉、茶等。这类食物在一日三餐中多加食用，对祛除湿热之邪大有裨益。荤性食物中，以蛤蚌类（毛蚶及田螺除外）清热利湿较佳，鲤鱼、泥鳅、海蜇、鸭肉也有一定的利湿之功，食谱中可适量调配。

针灸、推拿、按摩、气功对疏通经络、气血和祛除湿邪有较好的作用，有条件者可配合运用。清热除湿作用较好的穴位有：丰隆、足三里、中极、水分、脾俞、三阴交、三焦俞、合谷、阴陵泉、大椎、曲池、行间等。

## （三）外感寒湿病证调理

外感寒湿病证的患者，衣服和被褥要注意保暖；病室之内，应当保持较高的温度，如在北方冬天，则应有暖气为宜；户外活动最好在风和日丽之时进行，避免再感寒湿之邪。

寒湿之邪侵入人体，多致脾胃功能受损，运化能力低下，饮食应选容易消化吸收的粥类为好，趁热服下。做粥的原料可选大米、小米、大麦、荞麦、玉米、高粱、薏米等。而且可佐以姜、葱、蒜、芥末、胡椒等物。忌食油腻和生冷之品。

针灸可选用大椎、曲池、风市、丰隆、足三里、脾俞、天枢、关元等穴位，祛风散寒胜湿。

### （四）内伤寒湿病证调理

内伤寒湿病证以脾肾阳虚为本，调理的目的在于健脾温肾，顾护阳气，祛除寒湿。

患者的衣服必须比较温暖，以穿着之后，自觉温暖方可。冬天室内须加保暖设施，如暖气、红外线烤炉等；被褥必须厚实温暖，可下垫毛皮褥子，北方炕要烧热，南方可用电热毯；以睡眠时通体温暖为好。

适当的体育锻炼可畅通气血和经络，促进身体的康复，可以根据患者的生活条件，选择慢跑、打太极拳、散步等。

食物选性质温和、容易消化之品，如大米、糯米、高粱、青稞、大豆、韭菜、生姜、香菜、蒜、葱、南瓜、大枣等。可服适量的荤类食物以补肾温中，如牛肉、羊肉、猪肝、狗肉、羊乳等。

可配合针刺、温灸、推拿、按摩等方法，以疏经活络。温肾健脾，祛除寒湿，常用穴位如肾俞、水分、气海、关元、复溜、足三里、丰隆、脾俞等。

## 二、新冠肺炎恢复期调理

经历了初期、中期、重症期煎熬的患者，艰难熬过十几天免疫应答反应期，得以进入恢复期，此时邪气稍退，正气大伤，多数疲乏、气促、头晕，医患双方主观上都希望尽快恢复。但是此病中医属于湿邪致病，湿邪来缓去迟，缠绵难愈，病程较长。因为，中医学强调药食同源，历来注重恢复期调理，此病的恢复期饮食调理尤其重要，从营养学角度补充大量营养物有利于身体恢复，但是没有考虑到新冠肺炎是湿邪为病，患者经过十几天的病程，脾胃大伤，运化能力差，此时急于求成，多数欲速而不达，容易导致食复（即饮食不当导致的疾病反复）。在食疗方面，总的基础性防治原则是少吃，不能吃难消化的生冷黏腻食物。

图 8-1 为一例患者在新冠肺炎不同阶段的舌象，在新冠肺炎恢复期，病邪基本消退之后，脾脏仍被湿邪所困，胃肠道损伤，运化功能低下，脾胃虚损

上升为主要矛盾，此时期饮食调理至关重要，应酌进健脾益气之品。食物中性质油腻、生冷、温热、辛辣及质地粗糙不易消化者，均在禁食之列。同时注意：此时脾胃受损，功能低下，"虚不受补"。药补或食补太过，均可导致脾胃壅塞，病情反复，最忌患者家属见患者病体虚弱，擅用大量鸡、鸭、鱼、肉、参、茸等补品。饮食以少量、易消化为宜。在恢复期建议饮食物以米粥为主，做粥的原料可选大米、小米、大麦、荞麦、玉米、高粱、扁豆、薏米等。

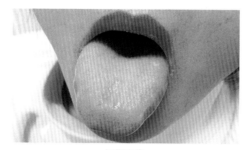

初期舌象
舌质淡红，苔淡黄腻稍厚（湿热之邪初袭上焦）

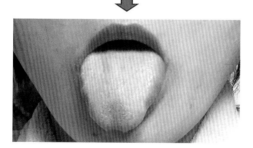

中期舌象
舌质淡红、尖红，苔黄厚腻渐偏干（湿浊邪气亢盛，化热伤津）

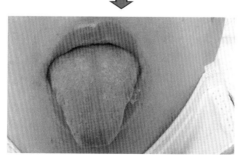

恢复期舌象

图8-1　舌质变瘦小些，提示：元气大伤；偏淡、尖红，提示：上焦少量热邪未清；苔根气不足仍然有少量腻苔，提示：脾虚湿邪未清

第八章　新冠肺炎的预防和调理

105

若舌象提示为偏寒（图 8-2）者，忌食油腻、性质生冷、温度过低的食物。食物宜选性质温和、容易消化之品，如：大枣、花生、莲子、核桃、榛子、桂圆、花椒、茴香、芥末、桂花、玫瑰花、胡椒等。可少量的选用温性荤类，如：羊乳、鸡肉、雀肉、鹌鹑肉、鳝鱼、鳗鱼等。

若舌象提示为偏热（图 8-3）者，建议食物以薏米粥、绿豆粥最佳，佐以蔬菜瓜果和少量的鱼类、瘦肉。可以选择的清热祛湿食物包括苦瓜、芹菜、芥蓝、绿豆、冬瓜、白萝卜、藕节等。在清热祛湿的基础上，还应该加强健脾，可以选择的食物包括莲子、芡实、茯苓、胡萝卜、鲫鱼、山药等。

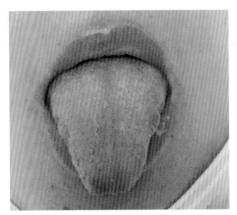

图8-2 寒

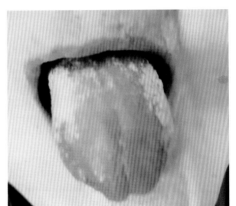

图8-3 热

第九章

新冠肺炎临床医案

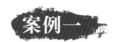

**案例一**

某女，46岁。素体较为虚弱，2020年1月25日开始发病，开始时腹泻一天也就一两次，以为自己吃坏东西，没在意。27日晚上恶寒，四肢发冷，患者诉"怎么捂都捂不热的那种冷"。2020年1月28日开始发热，发热之前有轻微腹泻。2020年2月3日下午通过微信与医生建立联系，开始治疗。低热，体温波动在37~38℃，咳嗽，今日呕吐，腹泻，近两天基本吃粥，感觉人比较虚弱，非常疲乏。口服西药盐酸莫西沙星（拜复乐）和磷酸奥司他韦。舌象见图9-1。辅助检查见图9-2、图9-3。

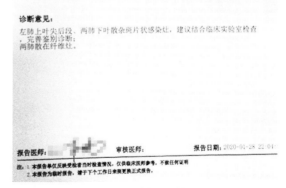

图9-1 舌质淡红，舌尖偏红：上焦有热邪侵入。舌苔淡黄腻：湿热之邪

图9-2 胸部CT检查

武汉市 ■■ 医院检验报告单 　血常规+CRP二项
　[光谷临检■■]

打印时间: 2020-01-28 22:09:45

| 姓名: ■■ | 科室: ■■ | 登记号: ■■ | 流水号: ■■ |
| 性别: ■ | 病区: ■■■ | 病历号: ■■ | 采集时间: 2020-01-28 21:53 |
| 年龄: ■ | 床号: | 申请医师: ■■ | 申请时间: 2020-01-28 21:40 |
| 诊断: | | | 标本类型: 全血 |

| 序号 | 项目名称 | 结果 | 单位 | 参考范围 | 序号 | 项目名称 | 结果 | 单位 | 参考范围 |
|---|---|---|---|---|---|---|---|---|---|
| 1 | 白细胞 | 9.0 | *10^9/L | 3.5-9.5 | 13 | 嗜酸细胞百分比 | 0.0 | % | 0.4-8 ↓ |
| 2 | 红细胞 | 4.85 | *10^12/L | 3.8-5.1 | 14 | 嗜碱细胞百分比 | 0.2 | % | 0-1 |
| 3 | 血红蛋白 | 147 | g/L | 115-150 | 15 | 中性粒细胞绝对值 | 7.55 | *10^9/L | 1.8-6.3 ↑ |
| 4 | 红细胞平均体积 | 96 | fL | 82-100 | 16 | 淋巴细胞绝对值 | 0.85 | *10^9/L | 1.1-3.2 ↓ |
| 5 | 平均血红蛋白量 | 30 | pg | 27-34 | 17 | 单核细胞绝对值 | 0.58 | *10^9/L | 0.1-0.6 |
| 6 | 平均血红蛋白浓度 | 317 | g/L | 316-354 | 18 | 嗜酸细胞绝对值 | 0.00 | *10^9/L | 0.02-0.52 ↓ |
| 7 | 红细胞体积分布宽度 | 11.3 | % | 10.9-15.4 | 19 | 嗜碱细胞绝对值 | 0.02 | *10^9/L | 0-0.06 |
| 8 | 血小板总数 | 171.0 | *10^9/L | 125-350 | 20 | 血小板分布宽度 | 16.10 | | 9-17 |
| 9 | 血小板平均体积 | 10.2 | fL | 8-10 ↑ | 21 | 血小板压积 | 0.175 | | .108-.28 |
| 10 | 中性粒细胞百分比 | 81.0 | % | 40-75 ↑ | 22 | C反应蛋白 | 8.06 | mg/L | 0-5 ↑ |
| 11 | 淋巴细胞百分比 | 9.4 | % | 20-50 ↓ | 23 | 红细胞压积 | 46.40 | % | 35-45 ↑ |
| 12 | 单核细胞百分比 | 6.4 | % | 3-10 | | | | | |

图9-3　血象+C反应蛋白

【辨证】素体脾虚，湿热客肺，肺失宣降。

【治法】宣肺清热，健脾化痰止咳。

【处方】党参 10g，黄芩 12g，姜半夏 15g，干姜 8g，茯苓 25g，炒白术 12g，炙甘草 10g，枇杷叶 20g，紫菀 12g，陈皮 12g，紫苏叶 12g，前胡 12g，大枣 12g，生姜 10g，每日三剂，每剂只煎一次。随时联系。

2020 年 2 月 4 日。下午体温为 38.5℃，咳嗽，续服昨日方药。

按：今日舌质更红，舌苔更厚更黄更干（见图 9-4），表明入里化热严重，按说本日应当调整药方，但因当时家里患者多，护理人手极度紧张，2 月 3 日药已购回待煎，因此只好照服昨日药方。

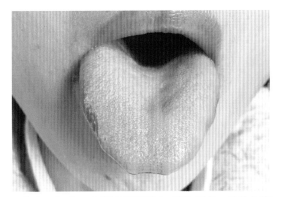

图9-4　舌质渐红：邪热入里渐盛。舌苔渐厚而且干：邪气渐多，化热伤津。总体邪正交争进入激烈阶段

2020 年 2 月 5 日。昨日一直发热，高温达 38.7℃，呼吸不畅，终日昏睡，疲乏，口干，大便稀溏，每日两次。在家里自我隔离。舌象见图 9-5。

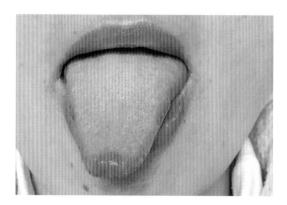

图9-5 舌质颜色发紫：病入营血分，所谓器质性阶段；舌苔黄腻厚浊，根气不足：
湿热邪气亢盛，脾气稍弱

【辨证】上焦湿热壅肺，弥漫三焦。

【治法】清热利湿，降肺止咳。

【处方】青蒿 45g，黄芩 12g，杏仁 15g，薏苡仁 30g，厚朴 15g，姜半夏 12g，滑石 20g，桑白皮 15g，桃仁 15g，赤芍 12g，郁金 15g，枳壳 6g，生甘草 6g，茯苓 25g，陈皮 12g，竹叶 12g，川楝子 6g，延胡索 15g，每日三剂，每剂一煎。鉴于购药不便，先购买 10 剂。

另建议多吃冬瓜、白萝卜、白菜、绿豆、甘蔗、苹果。

2020 年 2 月 7 日。昨晚体温 38.8℃，早晨 7:45 体温 37.5℃。胸闷，呼吸困难，没有明显咳嗽，昨日大便 2～3 次，稀溏，带有泡沫，四肢不冷，嗜睡，面目浮肿（图 9-6），面色晦暗。舌象见图 9-7。

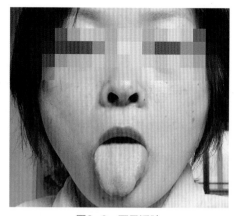

图9-6 面目浮肿

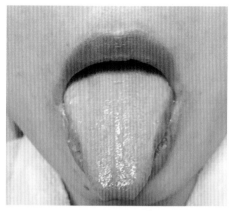

图9-7 舌苔厚腻达到极致，面目浮肿，面色晦暗。
提示：邪气亢盛，气机不通，水湿壅盛

【辨证】湿热弥漫三焦，邪遏膜原，气机郁滞。

【治法】宣通三焦，行气化湿。

【处方】青蒿45g，黄芩12g，杏仁15g，薏苡仁30g，厚朴15g，姜半夏12g，滑石20g，桃仁15g，赤芍12g，郁金15g，枳壳6g，生甘草6g，茯苓25g，陈皮12g，竹叶12g，川楝子6g，延胡索15g，槟榔15g，苍术15g，枇杷叶20g，石菖蒲15g，每日三剂，每剂一煎，先购买10剂。

【另嘱】今天要用大米300g煮粥，将大量米汤当饮料喝，另外补充复合维生素B，每天三次，每次2片。

2020年2月8日。发热减退，但是呼吸仍然困难［昨晚已经按照政府安排入住武汉某医院住院治疗，吸氧处理，西医用甲泼尼龙治疗（图9-8）］，大便泡沫状，2~3次/天。舌象见图9-9。

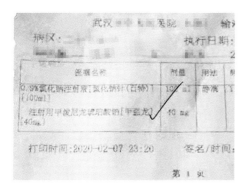

图9-8　输液单

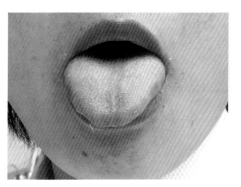

图9-9　舌苔变薄。提示：邪气渐退

【辨证】湿热渐退，正气受伤。

【治法】清热行气祛湿，健脾益气养阴。

【处方】青蒿45g，黄芩12g，杏仁15g，薏苡仁30g，厚朴15g，姜半夏12g，滑石20g，桃仁15g，赤芍12g，郁金15g，枳壳6g，生甘草6g，茯苓25g，陈皮12g，竹叶12g，川楝子6g，延胡索15g，槟榔15g，苍术15g，枇杷叶20g，石菖蒲15g，大米20g，西洋参10g，每日三剂，每剂一煎。

编者注：此方为2020年2月7日方加大米、洋参。因当时2月7日药方已购回待煎，家里患者多，护理人手极度紧张，因此只得在2月7日方的基础上加大米、西洋参（家里原先就备有），以益气养阴，作为权宜之计。

2020年2月10日。病情稳定，但是气喘，需要吸氧。舌象见图9-10。

2月9日按照政府安排入住武汉雷神山医院，内外物资交流不便，无法服用自备的中药。

2020年2月11日。从2月10日开始未再发热，大便正常，明显消瘦，面色和舌象向好（图9-11）。

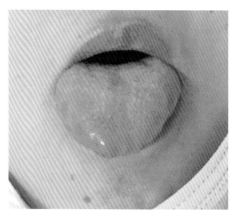

图9-10　舌苔更少。提示：邪气更退了。
舌质淡紫、有齿印、嫩：脾气亏虚气血不畅，
寒湿内生

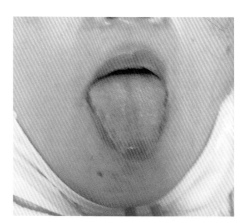

图9-11　面色和舌象

2020年2月12日。持续吸氧中，但是气喘减轻，头晕，大便正常。面色和舌象见图9-12、图9-13。医院提供银耳汤和大量肉食，患者素食为主，不习惯。嘱其以健脾的五谷为主，勿食滋阴、油腻、生冷的食物。

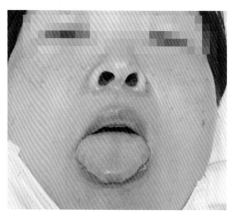

图9-12　2月12日面色和舌象（一）

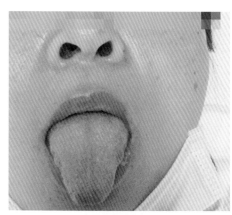

图9-13　2月12日面色和舌象（二）

2020年2月14日。完全不需要吸氧，基本无症状，仅有咽喉稍紧感。舌象见图9-14。

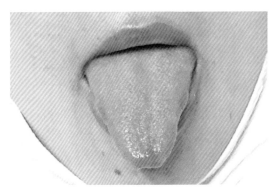

图9-14　舌质嫩改善，提示脾气逐渐恢复。舌质淡紫，提示气滞血瘀。舌苔少，提示脾虚。
舌苔为正常颜色

**体会**

（1）新型冠状病毒确实传染性、流行性极强，患者一家5人有4个人发热，其中2人确诊，一人治疗不及时，死亡，本患者治愈，另外2人也发热，高度疑似。仅一位中年男子无症状。

（2）中医辨证论治，早期湿困中上两焦，湿邪蒙蔽肺脏，导致宣降失司，痰湿内阻严重，迅速出现严重的胸闷、气促。这是其最大特点。因而辨证论治使用宣降肺气、化痰祛湿之法，具有较好的疗效。而辨证论治中，脾为生痰之源，肺为储痰之器的理论，仍然具有非常重要的价值，化痰湿仍然必须从调理脾胃运化入手。

（3）中医辨证论治的最大作用在于保持身体内环境的稳定，给身体各个系统在疾病状态下的最好工作条件。辨证论治有助于患者顺利度过免疫应答反应期，此例1月25日发病，2月6～7日舌象最差，持续发热，面色晦暗浮肿，大便泡沫状，显示气滞血瘀、痰湿壅盛，病至极期，医者望而生畏。通过坚持行气利湿的治法不动摇，加入较大量的青蒿，发热得以逐渐退去（笔者在《临床实用舌象图谱》论青蒿：外感湿热病宜用大量，每剂药可用15～60g，每天服用2～4次，必要时一天用量可达240g）。形势好转于2月10～11日，刚好发病半个月左右，免疫应答反应基本完成，病情向好趋稳，顺利进入恢复期。

提示：近年中医界对辨证论治本质主要是人体状态调整的科学探讨，有助于指导传染性和感染性疾病的治疗。以中医辨证论治为手段，扶正祛邪，调理身体的寒热虚实和气机升降，可以保持此类疾病免疫应答反应过程中的生命状态平稳，帮助患者顺利度过免疫应答期。

（4）瘟疫给我们的另外一些启示。疫情期间大规模患病人群向传统个体化细腻的诊病模式提出挑战，穿着厚重的防护服给诊脉造成困难，舌象成为中医同行甚至西医同行的主要临床资料。瘟疫发病速度快，病情特别，医生一开始都没有经验，但是发生发展和症状雷同，只要抓住辨证论治特点，相对诊治模式容易程式化，而网络信息传播快，有助于经验交流，舌象、各种影像检查及实验室检查资料方便在网络传播，为远程医疗提供可能，尤其是舌象为辨证提供病性寒热、痰湿和瘀血的关键信息。虽然远隔千里，无法脉诊，但是通过舌象、症状和其他资料的综合判断，仍然可在一定程度上把握患者的情况，通过辨证论治，帮助患者渡过难关。

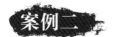

患者女性，66 岁，住武汉某医院。2020 年 2 月 11 日。症状：乏力，胸闷，呼吸困难，喘息，轻微咳嗽，已 7～8 天未发热，食欲不佳，无口苦，舌紫苔淡黄厚腻干燥。胸部 CT 报告：双肺感染炎症样病变，病灶密度较前片（2020-1-25 片）增高，仍需治疗后复查。被确诊重症新冠肺炎。中医诊为湿热疫气蕴肺，气阴两虚，兼有瘀血。拟用三仁汤合麦门冬汤加郁金、姜黄。2 月 4 日、2 月 11 日的舌象见图 9-15、图 9-16。

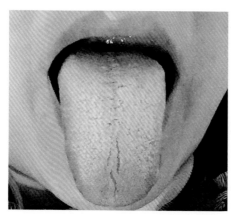

图9-15  2月4日舌象
舌紫，苔淡黄厚腻而干燥。提示：湿重于热，化燥伤津，血脉不畅

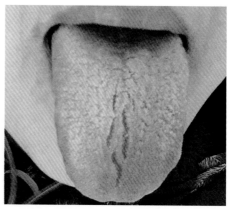

图9-16  2月11日舌象
舌紫红，苔黄厚腻而干燥。提示：湿热化燥伤津

湿疫与舌象——新冠肺炎中医诊疗

2020 年 2 月 14 日。不咳嗽，乏力，气短，气喘有所缓解，食欲尚可，小便淡黄色，已两日未解大便，今日排便略感困难，轻微腹胀，不吸氧的情况下指氧饱和度 95% 左右（之前 91%），无口干、咽干、口苦，舌尖偏红，质紫，苔薄白腻（图 9-17），每天输液血必清和氨茶碱。阴津亏损的症状已消除，湿热之邪也得到一定程度的祛除，但气虚症状明显。目前主要病机是湿重于热证，肺脾气虚，瘀血。拟三仁汤合四君子汤加郁金、姜黄、党参、生白术、茯苓皆用至 30g。

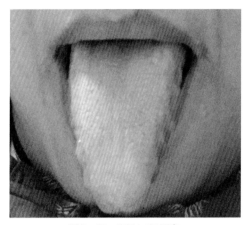

**图9-17　2月14日舌象**
舌尖偏红，质紫，边有齿痕，苔薄白腻。提示：湿重于热，脾气虚，瘀血

　　按：本案是一个典型的新冠肺炎重症患者，2 月 4 日舌象显示湿重于热，2 月 11 日舌象显示邪气化热化燥，病性开始偏热，经过清热利湿等治疗，病性偏热的情况得以纠正。本案舌质颜色的变化反映了病性寒热的变化，舌苔的厚薄及时反映了邪气的消长，舌苔的润燥反映了津液的亏损与否，说明了舌象对于观察外感病的病情变化，有非常重要的作用。

## 案例三

　　某男，36 岁。2020 年 1 月 29 日初诊。咳嗽 5 天。入院前 5 天，患者出现咳嗽，干咳为主，伴有头痛及全身肌肉酸痛，无发热，无气促、喘息及呼吸困难，无呕吐、腹泻及其他伴随症状，病后自服药物（具体不详）治疗无好转。入院前 3 天，于本院就诊，胸部 CT 提示胸部扫描未见异常，故居家观察。入院前 1 天，患者咳嗽较前加重，仍有头痛、肌肉酸痛，伴有乏力，入院当日，再次来本院就诊，门诊完善血常规、CRP、血沉、PCT及胸部CT，并请专家会诊后以"肺部感染"收住入院。患者本次自起病以来，精神、饮食一般，大小便如常，体重无明显变化。

本院门诊：2020年1月26日胸部CT扫描未见明显异常。2020-01-29血常规示白细胞$4.13×10^9$/L，中性粒细胞百分比60.7%，淋巴细胞百分比28.7%；降钙素原0.25ng/L；血沉9.0mm/h；甲型、乙型流感病毒抗原检测均呈阴性。

西医诊断：新冠肺炎（轻型）。予奥司他韦、左氧氟沙星、多索茶碱、干扰素、洛匹那韦/利托那韦（克力芝）、复方甲氧那明胶囊、蒙脱石散治疗。舌象：舌质稍红偏暗，质嫩，边有齿痕，苔黄厚腻。见图9-18。

中医诊断：湿热、脾虚，兼有瘀血。

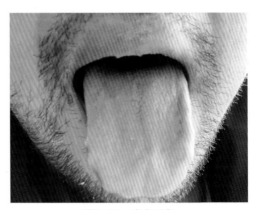

图9-18 患者舌象

2020年1月30日。凝血功能报告：凝血酶原时间12.4s，凝血酶原时间比值1.15（↑），国际标准化比值1.15，活化部分凝血酶原时间28.0s，凝血酶时间16.5s，血浆纤维蛋白原测定1.98g/L（↓）。生化检验报告：谷丙转氨酶35U/L，谷草转氨酶33U/L，肌酸激酶120U/L，肌酸激酶同工酶9U/L，降钙素原测定（PCT）0.23ng/ml。尿、粪常规未见明显异常。免疫检验报告：呼吸道病原体九联检测均阴性。

2020年1月31日。新型冠状病毒核酸检测（+）。予以中医治疗：杏仁10g，生石膏30g，瓜蒌30g，大黄6g，麻黄10g，葶苈子10g，桃仁10g，槟榔10g，苍术10g，中药颗粒剂，每日一剂，4剂。

2020年2月2日。复查胸部CT：两肺感染性病变，较前进展。

2020年2月4日。血常规报告：白细胞 $4.31 \times 10^9$/L，中性粒细胞百分比 38.30%（↓）。生化检验报告：谷丙转氨酶 25U/L，谷草转氨酶 25U/L，白蛋白 44.94g/L，C反应蛋白 3.42mg/L。入院后予以抗病毒（奥司他韦、克力芝）、抗感染（左氧氟沙星）、干扰素雾化治疗、止咳化痰、中药清热解毒等对症治疗。

2020年2月6日。再次复查胸部CT：两肺感染性病变，较前有所吸收。

2020年2月7日。新型冠状病毒核酸检测（-）。

2020年2月9日。新型冠状病毒核酸检测（-）。

2020年2月10日。调整中药处方如下：刺五加15g，竹节参20g，金银花10g，连翘10g，蒲公英20g，黄芪15g，大枣10g，防风10g，牡丹皮10g，甘草6g，水煎服，每日一剂，5剂。

2020年2月11日。再次复查胸部CT：两肺感染性病变，较前吸收。

2020年2月12日。患者无特殊不适，无发热，无活动后气促，无呼吸困难，精神、饮食可。查体：生命体征正常，肺部未闻及明显干湿啰音。动态观察患者病情变化。血常规：白细胞 $5.09 \times 10^9$/L，中性粒细胞百分比 53.50%，淋巴细胞百分比 35.50%。生化检验报告：谷丙转氨酶 40U/L，谷草转氨酶 25U/L，C反应蛋白 1.10mg/L。凝血功能报告：凝血酶原时间 11.9s，凝血酶原时间比值 1.10（↑）。经院内专家组讨论，按照《新型冠状病毒感染的肺炎诊疗方案（试行第5版）》标准达到出院标准；患者拒绝今日办理出院，要求再行新型冠状病毒核酸检测。

按：本案中医治疗处方系原医者药方，未做改动。本案据初诊症状"干咳，头痛，肌肉酸痛，乏力"，舌淡红偏暗，质嫩，边有齿痕，苔黄腻，宜辨为湿热疫气袭于肺卫、脾气虚，兼有瘀血，可予清热宣肺，健脾祛湿，兼以活血化瘀。

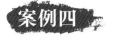
## 案例四

某女，33岁，医务人员。偶咳，无痰，轻微胸痛，心悸，口干，腹泻，不发热，少许出汗，舌紫，边有齿痕，苔淡黄腻，中部偏厚（图9-19）。胸部 CT 提示：左肺散在磨玻璃影。确诊为新冠肺炎。

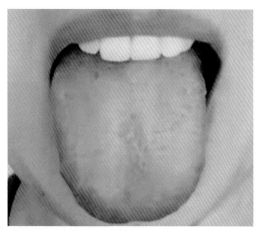

图9-19　舌紫，边有齿痕，苔淡黄腻，中部偏厚。提示：湿热（湿重于热）、瘀血、脾虚

按：本案辨为湿热疫气袭于肺脾（湿重于热），兼有脾虚、瘀血，可按证给予清热宣肺，活血化瘀，兼以健脾益气。后期调理需注意健脾、活血治疗。

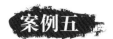

某男，50 岁。2020 年 1 月 28 日初诊。主诉：发热伴咳嗽、咳痰、气促 3 天。患者诉于 2020 年 1 月 26 日夜间出现发热（具体不详），偶有少许咳嗽、咳痰、气促，痰少，时为黄色时为白色，活动后气促加重，时有全身肌肉关节酸痛，无明显心慌、胸闷、胸痛，无头昏头痛，无鼻塞流涕及咽痛等不适，病后于门诊行抗感染（哌拉西林/他唑巴坦、莫西沙星）、镇痛（盐酸羟考酮缓释片）等治疗，病情无明显好转。目前仍有发热，伴咳嗽、咳痰、气促等不适，因患者于 2020 年 1 月 7 日～1 月 19 日因"肺肿瘤、放射性肺炎"在武汉某医院住院，目前武汉为新型冠状病毒疫区，因此高度疑似新冠肺炎可能，经专家组讨论后，为进一步治疗收入院。

既往于 2018 年因"咯血"，于武汉某医院行胸部 CT 及肺穿刺活检，于 2018 年 12 月 4 日确诊为肺鳞癌，先后行 30 余次放疗，8 次化疗；于 2019 年 8 月发现放射性肺炎，多次行抗感染治疗（头孢菌素类及氟喹诺酮类）治疗；两个月

湿疫与舌象——新冠肺炎中医诊疗

前停用激素类药物后间断出现全身肌肉关节酸痛，间断行镇痛药物治疗，目前间断行盐酸羟考酮缓释片治疗；2020年1月7日～1月19日因"肺肿瘤、放射性肺炎"再次前往武汉某医院住院行化疗治疗。患者于2020年1月7日与其配偶乘坐动车前往武汉，两人于1月19日再次乘动车返回恩施，患者返回恩施后与其儿女均有接触，患者配偶目前在本院发热门诊留观，其他家属暂无明显发热、咳嗽等症状。既往史：否认高血压、糖尿病、心脏病等慢性疾病史及肝炎、结核等传染病史；否认外伤手术输血史；否认食物药物过敏史。患者母亲因肺癌去世。

2019年12月16日。本院门诊胸部CT：左下肺大部实变、不张，左下肺感染；左侧少量胸腔积液；左下肺占位性病变待排除；肺气肿。2020年1月21日本院门诊血常规：白细胞$5.80\times10^9$/L，中性粒细胞百分比81.70%，淋巴细胞百分比9.90%，嗜酸粒细胞0.30%，淋巴细胞计数$0.57\times10^9$/L，嗜酸粒细胞$0.02\times10^9$/L，红细胞$3.14\times10^{12}$/L，血红蛋白99g/L，血小板$88\times10^9$/L。

2020年1月22日。本院门诊胸部CT：左肺下叶团块影，较前（2019年7月31日）病灶范围稍增大，并右下肺部分不张，不排除占位性病变，建议进一步检查；右下肺炎性变，考虑新增病变；余双肺感染病灶较前吸收减少；双肺微结节，部分钙化，较前相仿；左侧少量胸腔积液及胸膜增厚。

2020年1月25日。本院门诊血常规：白细胞$8.29\times10^9$/L，中性粒细胞百分比81.80%，淋巴细胞百分比7.60%，中性粒细胞$6.78\times10^9$/L，淋巴细胞计数$0.63\times10^9$/L，单核细胞$0.82\times10^9$/L，嗜碱粒细胞$0\times10^9$/L，红细胞$3.42\times10^{12}$/L，血红蛋白106g/L，血细胞比容0.311，血小板$78\times10^9$/L。全程C反应蛋白51.33mg/L。血沉65.0mm/h。肝功能：谷丙转氨酶50U/L，谷草/谷丙0.70。胸部CT：左下肺肿瘤化疗后改变，左下肺大部实变、不张；左侧少量胸腔积液；两肺感染性病变；肺气肿。

西医诊断：①新型冠状病毒肺炎（轻型）；②双肺恶性肿瘤（鳞癌）放化疗后；③放射性肺炎；④肺不张（左下肺实变，肺不张）；⑤糖尿病。

西医予以奥司他韦、干扰素、左氧氟沙星、氨溴索治疗。

入院后辅助检查：2020年1月28日肝功能，谷丙转氨酶67U/L，谷草转氨酶85U/L，肾功能正常。空腹血糖11.14mmol/L。血沉148.0mm/h，C反应蛋白219.83mg/L，提示感染。降钙素原测定（PCT）正常。凝血功能无明显异常。

男性肿瘤标志物八项：甲胎蛋白、癌胚抗原、总前列腺特异性抗原、糖类抗原15-3、糖类抗原19-9、神经元特异性烯醇化酶、细胞角蛋白19片段正常。1月29日新型冠状病毒核酸检测（−）。1月29日晚间复查胸部CT：双肺感染，较前进展；左下肺肿瘤化疗术后改变，左侧胸腔积液并左下肺大部实变、不张，较前进展。2020年1月30日免疫检验报告：肺炎衣原体抗体检测阴性（−），肺炎支原体抗体检测阴性（−），结核抗体检测阴性（−）。术前五项均阴性。1月31日新型冠状病毒核酸检测（−），2月1日新型冠状病毒核酸检测（＋）。2020年2月4日血常规报告：白细胞$4.67×10^9$/L，中性粒细胞百分比73.00%（↑），淋巴细胞百分比10.00%（↓）。生化检验报告：谷丙转氨酶94U/L（↑），谷草转氨酶38U/L，钾3.23mmol/L（↓），C反应蛋白15.31mg/L（↑）。2月6日复查胸部CT：双肺感染，较前吸收；左下肺肿瘤化疗后改变，左侧胸腔积液并左下肺大部实变、不张，较前好转。2月6日新型冠状病毒核酸检测（−）。2月8日新型冠状病毒核酸检测（−）。2020年2月10日血常规检验报告：中性粒细胞百分比72.60%（↑），淋巴细胞百分比10.80%（↓），单核细胞百分比15.50%（↑）。生化检验报告：白蛋白34.40g/L（↓），球蛋白39.80g/L（↑），C反应蛋白21.85mg/L（↑）。2月11日复查胸部CT，提示：双肺感染，较前（2020年2月6日）两肺病灶稍吸收，密度变淡；左下肺肿瘤化疗后改变，左侧胸腔积液并左下肺大部实变、不张。入院后予以抗病毒（α-2b干扰素、奥司他韦、克力芝）、抗感染（左氧氟沙星、头孢哌酮钠/舒巴坦钠）、止咳化痰、解痉平喘（多索茶碱）、丙种球蛋白、糖皮质激素、抑酸保护胃黏膜、控制血糖及支持对症等治疗。目前患者病情好转，今日院内专家组讨论意见：患者已连续14天无发热，无咳嗽、呼吸困难等症状，复查胸部CT病灶明显吸收，连续复查2次新型冠状病毒核酸检测均为阴性（间隔1天以上），按照《新型冠状病毒感染的肺炎诊疗方案（试行第五版）》已达到出院标准。与患者及家属沟通，征得患者及家属理解同意后办理出院。

2020年1月28日（舌象见图9-20）起予以中医治疗：麻黄5g，杏仁20g，槟榔20g，蝉蜕12g，金银花20g，连翘20g，苍术10g，桔梗10g，黄芩10g，牛蒡子20g，生甘草6g，颗粒剂，每日一剂，3剂。200～300ml水冲服，分两次，每次100～150ml。

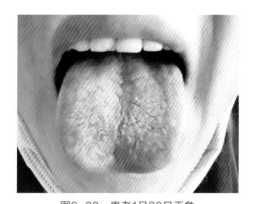

**图9-20 患者1月28日舌象**
舌尖红，舌淡红偏暗，苔微黄厚腻如积粉而干燥。提示：湿热、津伤、瘀血

2020年2月10日调整处方为：刺五加15g，竹节参20g，金银花10g，连翘10g，蒲公英20g，白术15g，黄芪20g，生姜10g，大枣10g，防风10g，牡丹皮10g，甘草6g，5剂，每日一剂，分三次口服。

2020年2月12日来诊。患者诉盗汗较前改善，无寒战发热、无恶心呕吐、无咳嗽咳痰，无心慌等不适，饮食尚可，大小便正常。查体：生命体征平稳。血氧饱和度96%。

按：本案中医治疗为原医者的处方，未做改动。据初诊症状"发热，伴咳嗽、咳痰、气促3天"，舌尖红，舌淡红偏暗，苔微黄厚腻如积粉而干燥，宜辨为湿热疫气蕴肺（湿热并重），肺津损伤，兼有瘀血。

## 案例六

某男，49岁。2020年2月13日来诊。干咳，时有发热（体温最高时38.3℃），畏寒，头痛，食欲不振，口苦，汗出，小便正常，大便不成形，一天三次，舌淡嫩紫边有齿痕，舌下络脉较为紫暗，苔淡黄厚腻（图9-21）。服用3天药物：头孢克肟，连花清瘟，抗病毒口服液，磷酸奥斯他韦。有2型糖尿病史。胸部CT提示：双肺多发磨玻璃灶，符合病毒性肺炎。确诊为新冠肺炎，中医诊断为湿热疫气（湿重于热）袭于肺卫，瘀血，脾气虚。拟竹叶前胡汤合平胃散。处方：前胡10g，竹叶10g，法半夏10g，生姜10g，黄芩10g，当归10g，党参10g，桂枝15g，炒白芍15g，大枣5枚（切开），炙甘草6g，苍术15g，厚朴10g，陈皮15g，三剂。

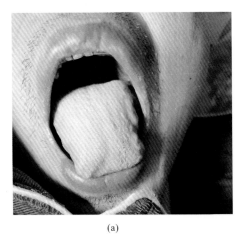
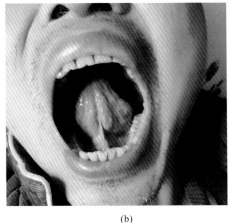

(a)                              (b)

图9-21　舌淡嫩紫边有齿痕，舌下络脉较紫暗，苔淡黄厚腻。提示：湿热（湿重于热），
瘀血，脾虚

2020年2月14日反馈：咳嗽缓解，总体情况比昨日为好。

按：本案"口苦，食欲不振"为小柴胡汤证，"发热，畏寒，头痛"为桂枝汤证，故当为柴胡桂枝汤证。丁红平医生予用柴胡桂枝汤的类似方竹叶前胡汤，因其止咳作用更好。竹叶前胡汤出自孙思邈《备急千金要方》卷十三，胸痹第七："前胡汤，主胸中逆气，心痛彻背，少气不食方。前胡、甘草、半夏、芍药（各二两），黄芩、当归、人参、桂心（各一两），生姜（三两），大枣（三十枚），竹叶（一升），上十一味咀，以水九升煮取三升，分四服。"该方为柴胡桂枝汤中柴胡换前胡，加竹叶、当归而成。有的学者认为，经方中柴胡当为前胡，此说可供参考。而方中竹叶可以清热利湿，当归可以活血、止咳，于本案颇为妥帖。总之本方比柴胡桂枝汤利湿、止咳作用更好，合以燥湿运脾之平胃散，方证相应，获效尚佳。

## 案例七

某女，43岁。2020年2月3日初诊。间断发热伴乏力、食欲减退7天。患者诉7天前（1月27日）出现发热，最高体温为38.5℃，无咳嗽、鼻塞、流涕，无明显咽痛，无心慌、胸闷胸痛，无头痛及身痛，无腹痛、腹泻等不适，自行口服"布洛芬缓释胶囊（芬必得）"后缓解，1月29日再次出现发热，最高体温为

38.3℃，再次自行口服"芬必得"后缓解。1月31日感浑身乏力，无明显发热及其他不适，口服"芬必得"后自觉缓解。2月2日无明显诱因再次出现发热，自测体温38℃，今日未见明显缓解，遂就诊于本院门诊行胸部CT检查提示双肺感染（双肺散在多发斑片状高密度影）。血常规检验报告：白细胞 $3.80×10^9$/L（↓），中性粒细胞百分比 64.30%，淋巴细胞百分比 28.20%，单核细胞绝对值 $0.26×10^9$/L（↓），嗜酸粒细胞绝对值 $0.02×10^9$/L（↓），嗜碱粒细胞绝对值 $0×10^9$/L（↓），红细胞 $4.39×10^{12}$/L，血红蛋白 140g/L，血小板 $146×10^9$/L。由专家组成员讨论后，因考虑患者有与新型冠状病毒核酸检测阳性患者接触史，目前不排除新冠肺炎可能，进一步收治入院。患者自本次发病以来，精神可，食欲减退，睡眠尚可，大便如常，小便如常，体重无明显变化。

既往史无特殊。

辅助检查：胸部CT和血常规见现病史。甲型流感病毒抗原检测（-），乙型流感病毒抗原检测（-）。

西医诊断：新冠肺炎。予以干扰素雾化，左氧氟沙星静滴。

舌象：舌淡紫，尖红，边有齿痕，苔白厚腻而干燥。见图9-22。

中医诊断：湿热（湿重于热），瘀血，脾虚。

中医处方：麻黄5g，杏仁10g，石膏15g，桑白皮20g，金银花20g，连翘20g，黄芩10g，浙贝母20g，生甘草6g，3剂，每日一剂，200～300ml水冲服，分两次，每次100～150ml。

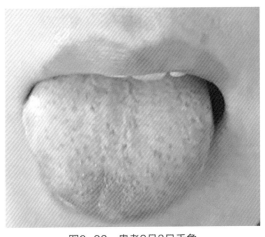

图9-22　患者2月3日舌象

2020年2月4日。生化检验报告：谷丙转氨酶17U/L，谷草转氨酶22U/L，肌酸激酶同工酶31U/L（↑），C反应蛋白13.88mg/L（↑）。血常规检验报告：红细胞沉降率33.0mm/h（↑）。凝血功能报告：凝血酶原时间13.1s，凝血酶原时间比值1.12（↑），国际标准化比值1.11，活化部分凝血酶原时间41.1s（↑）。新型冠状病毒核酸检测（−）。

2020年2月6日。新型冠状病毒核酸检测（−）。中药处方调整为：黄芩10g，薏苡仁15g，杏仁10g，白豆蔻12g，厚朴12g，苍术10g，木香6g，砂仁3g，陈皮12g，法半夏9g，中药颗粒剂，3剂，每日一剂，200～300ml水冲服，分两次，每次100～150ml。

2020年2月7日。复查胸部CT检查：两肺感染，较前大致相仿。

2020年2月9日。中药处方调整为：麻黄9g，炙甘草6g，杏仁9g，生石膏15g，桂枝9g，泽泻9g，猪苓9g，白术9g，茯苓15g，柴胡16g，黄芩6g，姜半夏9g，生姜9g，紫菀9g，款冬花9g，射干9g，细辛6g，山药12g，枳实6g，陈皮6g，藿香9g，水煎服，每日一剂，5剂。

2020年2月10日。复查胸部CT：两肺感染，较前吸收好转。新型冠状病毒核酸检测（+）。给予患者抗病毒（干扰素、克力芝）、清热解毒中药等对症处理。

按：案中中药为原医者处方，未做改动。据初诊主诉"间断发热伴乏力、食欲减退7天"、舌淡紫，尖红，边有齿痕，苔白厚腻而干燥，宜辨为湿热（湿重于热），兼有脾气虚、瘀血。

## 案例八

某女，41岁。偶尔咳嗽，痰多，为白绿色稀痰，无其他明显不适，舌淡白而嫩，边有齿痕，苔白腻。胸部CT提示：双肺多发小斑片磨玻璃灶，符合病毒性肺炎。确诊为新冠肺炎。舌象见图9-23。中医拟诊为痰湿疫气阻肺，脾气虚。投半夏厚朴汤加杏仁、桔梗、炙甘草。处方：法半夏12g，茯苓10g，厚朴12g，紫苏子10g，生姜10g，桔梗10g，杏仁10g，炙甘草6g，中药颗粒剂，每日一剂，5剂。

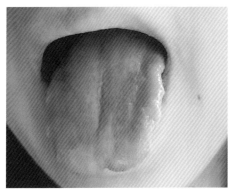

图9-23　舌淡白而嫩，边有齿痕，苔白腻。提示痰湿偏寒、脾虚

按：本案"急则治标"，先祛痰湿之邪，而后期当健脾益气以固本，可考虑陈夏六君子汤善后。

## 案例九

某男，33 岁。2020 年 2 月 2 日初诊。发热一周。患者一周前无明显诱因出现发热（最高体温为38.6℃），偶有干咳，无气喘、呼吸困难，无头痛、乏力，无畏寒寒战，无咯血，无恶心呕吐。1 月 27 日在宣恩县某医院住院，胸部 CT 提示肺部感染。新型冠状病毒核酸检测（+）。1 月 28 日转入住宣恩县某医院住院，诊断为新冠肺炎，予以抗病毒（洛匹那韦/利托那韦片）、抗感染（莫西沙星）、减轻炎症反应（甲泼尼龙）、增强免疫（丙种球蛋白 4 瓶/日）、保护胃黏膜、对症等治疗。患者呼吸稍急促，面罩吸氧时指氧饱和度90% 左右，动脉血气分析：氧分压67mmHg。2 月 1 日复查胸部 CT：双肺多发感染性病变较前进展。今日由 120 转入我科。刻下：患者自本次发病以来，精神差，食欲减退，睡眠一般，大便次数增多，小便如常，体重无明显变化，诉仍有气促，咳嗽，无明显咳痰，感轻微心悸。

既往体健，否认"药物食物"过敏史。患者长期居住武汉，1 月 20 日从武汉自驾小汽车到宣恩。

2020 年 1 月 27 日于宣恩县某医院进行胸部 CT 检查，提示：双肺感染。新型冠状病毒核酸检测（+）。2 月 1 日于宣恩县某某医院进行胸部 CT 检查，提示：双肺多发感染性病变，较前进展。

诊断：新型冠状病毒肺炎（危重型）。

西医治疗：无创呼吸机辅助通气，泮托拉唑（2月2日~2月12日），甲泼尼龙（2月2日~2月4日），左氧氟沙星（2月2日~2月10日），头孢派酮/舒巴坦（2月3日~2月10日），血必净（2月3日~2月12日），多索茶碱（2月3日~2月12日），氨溴索（2月3日~2月12日），白蛋白（2月3日~2月12日），丙种球蛋白（2月5日~2月6日）。

入院后辅助检查：2020年2月2日血常规检验报告：白细胞$11.25\times10^9$/L（↑），中性粒细胞百分比90.50%（↑），淋巴细胞百分比6.40%（↓），嗜酸粒细胞百分比0%（↓），中性粒细胞绝对值$10.18\times10^9$/L（↑），淋巴细胞绝对值$0.72\times10^9$/L（↓），嗜酸粒细胞绝对值$0\times10^9$/L（↓），血细胞比容0.381（↓），RBC分布宽度（CV）11.4%（↓）。生化检验报告：谷丙转氨酶56U/L（↑），谷草转氨酶48U/L（↑），白蛋白31.20g/L（↓），白球比例1.01（↓），碱性磷酸酶45U/L（↓），谷氨酰转肽酶81U/L（↑），葡萄糖10.06mmol/L（↑），钙1.95mmol/L（↓），乳酸脱氢酶458U/L（↑），α-羟丁酸脱氢酶288U/L（↑），C反应蛋白80.65mg/L（↑），降钙素原测定（PCT）0.77ng/ml（↑）。血常规检验报告：红细胞沉降率72.0mm/h（↑）。凝血功能报告：血浆纤维蛋白原测定4.12g/L（↑）。2月7日胸部CT：两肺病毒性感染。入院后行抗病毒、抗感染、抗炎及增强免疫等积极治疗，病情好转。2月12日复查胸部CT：两肺病毒性感染，双肺部分斑片影密度较前增高。

2020年2月3日复诊。患者气促较昨日缓解，仍有咳嗽，痰不易咳出，无发热。舌象见图9-24。

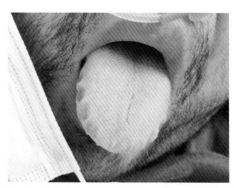

图9-24　舌淡偏暗，边有齿痕，苔白腻稍厚。提示：湿邪、脾虚，兼有瘀血

2020年2月9日予以配合中医治疗。处方：刺五加15g，竹节参20g，金银花10g，连翘10g，蒲公英20g，黄芪15g，大枣10g，防风10g，牡丹皮10g，甘草6g，生姜10g，水煎服，每日一剂。6剂。

2020年2月11日三诊。患者一般情况可，活动后轻微气喘，偶有轻微咳嗽，无发热，无创呼吸机辅助通气及面罩给氧交替，生命体征平稳。

按：本案中医处方是原治疗者所开具，未做改动。据初诊"患者自本次发病以来，精神差，食欲减退，睡眠一般，大便次数增多，小便如常，体重无明显变化，诉仍有气促，咳嗽，无明显咳痰，感轻微心悸"，舌淡偏暗，边有齿痕，苔白腻稍厚，宜辨为湿疫之气袭于肺卫，脾气虚，兼有瘀血。

## 案例十

某女，55岁，于武汉某医院住院。偶尔咳嗽，口苦口干，心烦，严重失眠，纳差，舌紫，苔白腻带腐、水滑，中部舌苔少，舌下络脉瘀紫怒张（图9-25）。胸部CT提示：双肺散在炎症。确诊为新冠肺炎。中医拟诊为寒湿疫气袭肺、脾气虚、少阳郁热，兼有瘀血。拟柴苓汤合桂枝茯苓丸。

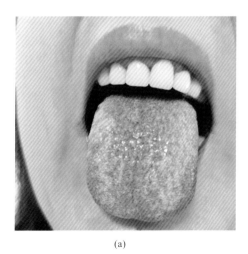 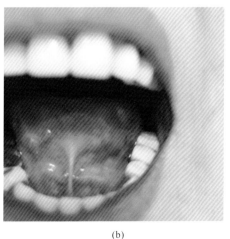

(a)                                    (b)

图9-25 舌紫，苔白腻带腐、水滑，中部舌苔少，舌下络脉瘀紫怒张。提示：湿邪、脾气虚、瘀血

按：本案偶尔咳嗽，舌苔白腻带腐、润泽，为湿疫袭肺，肺失宣肃；纳差，中部舌苔少，为脾气虚之征；口苦口干，心烦，严重失眠，为少阳郁热，

热扰心神；舌紫为瘀血之征。考虑以柴苓汤清胆解郁，健脾和胃，温化湿浊；桂枝茯苓丸活血化瘀。

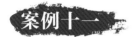

案例十一

　　某男，47岁。2020年2月4日初诊。主诉：发热、咳嗽、乏力、喘息10天。患者10天来无明显诱因出现咳嗽发热，最高体温达39.2℃，伴乏力、气喘、全身疼痛，恶心干呕纳差。于1月29日在恩施市某医院门诊行胸部CT提示双肺散在磨玻璃影，右侧胸膜粘连，甲状腺左侧叶实质回声不均。1月30日行新型冠状病毒核酸检测（+）。于1月31日入住恩施市某医院感染科，诊断新冠肺炎，经抗病毒、抗炎、对症治疗后症状无好转，患者仍有咳嗽，反复发热，呼吸困难症状持续加重。于2月2日复查胸部CT提示：双肺散在磨玻璃影，考虑感染性病变，范围较前进展。今复查血气分析，提示：pH 7.45，氧分压77mmHg，二氧化碳分压32mmHg。由120转入本科。患者自本次发病以来，精神较萎靡，食欲减退，睡眠欠佳，大便如常，小便如常，体重无明显变化。

　　曾于1月24日与武汉返乡亲人接触。否认药物及食物过敏史。

　　西医诊断：新冠肺炎（危重型）；急性呼吸窘迫综合征。

　　丙种球蛋白冲击（2月4日～2月12日）治疗及激素按疗程抗炎；美罗培南（2月4日～2月11日）、万古霉素（2月5日～2月10日）抗感染治疗，2月11日加用莫西沙星，血必净（2月4日～2月12日），白蛋白（2月5日～2月12日）。

　　入院后辅助检查。2020年2月4日血常规报告：中性粒细胞百分比94.30%（↑），淋巴细胞百分比2.50%（↓），嗜酸粒细胞百分比0（↓），中性粒细胞绝对值7.81×10⁹/L（↑），淋巴细胞绝对值0.21×10⁹/L（↓），单核细胞绝对值0.24×10⁹/L（↓），嗜酸粒细胞绝对值0×10⁹/L（↓）；C反应蛋白52.05mg/L（↑）。红细胞沉降率89.0mm/h（↑）。凝血功能报告：凝血酶原时间12.6s（↑），凝血酶原时间比值1.17（↑），国际标准化比值1.16（↑），D-二聚体0.798μg/ml（↑），纤维蛋白（原）降解产物测定4.390μg/ml（↑）。生化检验报告：白蛋白29.85g/L（↓），白球比例0.96（↓），谷氨酰转肽酶87U/L（↑），葡萄糖9.81mmol/L（↑），

湿疫与舌象——新冠肺炎中医诊疗

乳酸脱氢酶 424U/L（↑），α-羟丁酸脱氢酶 286U/L（↑），生化检验报告：促甲状腺素 0.13μIU/ml（↓），甲状腺球蛋白 0.25ng/ml（↓），铁蛋白 576.10ng/ml（↑），糖化血红蛋白 6.60%（↑）。

患者舌象见图 9-26。

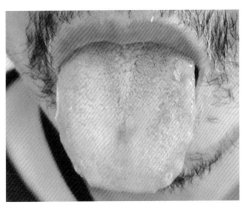

图9-26　舌稍淡紫，边有齿痕，苔白厚腻润泽。提示：湿邪、脾虚、瘀血

2020 年 2 月 5 日复诊。患者精神欠佳，饮食一般，睡眠欠佳，诉胸闷憋气症状较前有所减轻，偶有咳嗽。

2020 年 2 月 6 日～2 月 8 日。喘息逐渐减轻。患者精神、饮食一般，胸闷、气喘较前稍缓解，无发热。查体：体温 36.6℃，血压 133/81mmHg。神志清楚，查体合作。颈软，无抵抗感，有颈静脉充盈，呼吸音为粗糙呼吸音，闻及散在干湿啰音，未闻及哮鸣音，心率 89 次/分，节律齐，无杂音，腹部平坦，无腹部压痛，无腹部反跳痛，未触及肝，未触及脾脏，肝颈静脉回流征阴性，双下肢无水肿。

按：本案在诊治过程中未接受中医治疗。据初诊症状"发热，咳嗽，乏力，喘息 10 天，精神较萎靡，食欲减退，睡眠欠佳"，舌稍淡紫，边有齿痕，苔白厚腻润泽，宜辨为湿疫袭于肺卫，兼有脾气虚、瘀血。

# 案例十二

某男，50 岁。2020 年 2 月 7 日初诊。寒战、发热伴干咳半个月。宣恩县某医院病史资料：患者 1 月 19 日在家吃饭时与一武汉返乡人员接触；1 月 22 日无

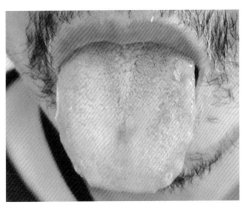

明显诱因出现寒战、发热，最高体温达 39.3℃，伴纳差、乏力、胸痛、腹泻，稀溏样便。1 月 29 日在宣恩县某医院就诊，考虑疑似新冠肺炎，在椒园镇集中隔离观察，两次新型冠状病毒核酸检测，提示（−）。2 月 2 日接触隔离后到宣恩县某医院住院治疗，胸部 CT 示双肺感染，较前明显加重。2 月 5 日复查胸部 CT 提示两肺广泛性感染性病灶，较前明显增多；给予抗病毒及激素治疗，2 月 7 日复查新型冠状病毒核酸检测，提示（+），经请本院专家团会诊后考虑患者病情严重，今由 120 转入本科。

患者处于镇静状态，无家属陪同，无法询问既往史。

2020 年 2 月 5 日。宣恩县某医院胸部 CT 示：双肺炎症感染。

2020 年 2 月 7 日。新型冠状病毒核酸检测（+）。

西医诊断：①新冠肺炎（危重型）；②高血压 3 级（很高危）；③2 型糖尿病。予以克立芝口服，甲泼尼龙静脉，氨溴索、多索茶碱静脉，亚胺培南 / 西司他静脉，营养支持及对症治疗；白蛋白，丙种球蛋白（2 月 7 日～2 月 12 日）。

入院辅助检查。2020 年 2 月 7 日血常规检验报告：白细胞 14.83×10⁹/L（↑），中性粒细胞百分比 84.60%（↑），淋巴细胞百分比 10.40%（↓），嗜酸粒细胞百分比 0.20%（↓），中性粒细胞绝对值 12.55×10⁹/L（↑），嗜酸粒细胞绝对值 0.03×10⁹/L（↓），嗜碱粒细胞绝对值 0×10⁹/L（↓），血细胞比容 0.370（↓），血小板 344×10⁹/L（↑），血小板压积 0.325%（↑），RH 血型阳性（+）；C 反应蛋白 58.11mg/L（↑）；红细胞沉降率 29.0mm/h（↑）。凝血功能报告：凝血酶原时间 13.5s（↑），凝血酶原时间比值 1.25（↑），国际标准化比值 1.25（↑），凝血酶时间 18.5s（↑），D-二聚体 0.844μg/ml（↑），纤维蛋白（原）降解产物测定 4.520μg/ml（↑）。生化检验报告：谷草 / 谷丙 0.61（↓），总蛋白 55.40g/L（↓），白蛋白 28.34g/L（↓），白球比例 1.05（↓），谷氨酰转肽酶 62U/L（↑），葡萄糖 10.63mmol/L（↑），钙 1.90mmol/L（↓），三酰甘油 8.77mmol/L（↑），高密度脂蛋白 0.84mmol/L（↓），载脂蛋白 α1 0.92g/L（↓），肌酸激酶 200U/L（↑），乳酸脱氢酶 310U/L（↑），α-羟丁酸脱氢酶 212U/L（↑），入院后继续行气管插管、呼吸机辅助机械通气、抗病毒、抗感染及抗炎、增强免疫等治疗。病情逐渐稳定。

2020年2月8日。体温正常，于2月11日拔出气管插管，改用无创呼吸机辅助通气。甲泼尼龙已减量为40mg qd抗炎，目前病情稳定。

2020年2月10日。舌象见图9-27。予以中医治疗：刺五加15g，竹节参20g，金银花10g，连翘10g，蒲公英20g，黄芪15g，大枣10g，防风10g，牡丹皮10g，甘草6g，生姜10g，水煎服，每日一剂，5剂。

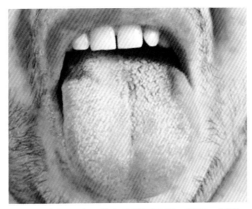

图9-27　舌淡红而暗，苔白厚腻而干燥，提示：湿邪，瘀血

2020年2月12日。患者呼吸机辅助通气下血氧浓度持续98%。近期血压最高达157/83mmHg。已加用非洛地平降压治疗。使用门冬胰岛素及地特胰岛素降糖。

按：本案中医治疗为原医者的处方，未做改动。据初诊"寒战、发热伴干咳半月，伴纳差、乏力、胸痛、腹泻，稀溏样便"，舌淡红而暗，苔白厚腻，辨为湿疫之邪阻于肺卫，湿困于脾，兼有瘀血。

## 案例十三

某男，74岁。2020年1月25日。咳嗽，有痰，呼吸不畅，咽喉痛，发热，体温波动在37.5～38.5℃，腹泻。2月3日舌象见图9-28。拟清热祛湿，化痰止咳，活血化瘀。处方：杏仁15g，薏苡仁30g，芦根20g，鱼腥草20g，桃仁20g，车前子20g，茯苓20g，冬瓜子30g，赤芍15g，炒白术12g，青蒿30g，马勃20g，浙贝母30g，厚朴15g，法半夏15g，每剂只煎一次，每日三剂，先购6剂，服2天。素食，补充维生素C和复合维生素B，随时联系。

2020年2月4日。昨晚服中药一剂，现在仍然呼吸困难，稍微活动就喘，咳嗽，体温38.2℃，大便软，每日一次，疲乏。舌象见图9-29。守方治疗。另外，西洋参10g，大米50g，煮粥食用。

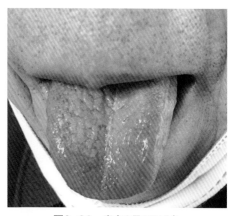

图9-28　患者2月3日舌象

舌绛紫，苔黄厚黏腻。提示：病入营血，瘀血，痰热

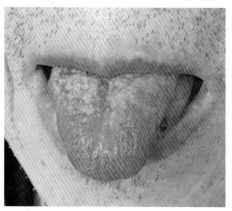

图9-29　患者2月4日舌象

与之前舌象相比，舌苔变薄。提示：邪气得到一定程度的祛除

2020年2月5日。呼吸困难，难以起床，遂送往医院，但家属带其辗转于多家医院做新型冠状病毒核酸检测，未能住院，于当日上午死于就诊途中。

按：一般感染性疾病，这种舌象并非十分无神，如果患者安舒静卧，悉心调治，或许有得一救，其实患者服用初诊方后，舌苔有所变薄，说明邪气已得到一定程度的祛除。但患者最终不幸离世，可能与以下因素有关：①生前在2月3日和4日留下两张舌象照片，共同特征是舌质绛紫，表明病入营血，器质性损害严重，病情较为严重。而新冠肺炎双肺感染，呼吸衰竭非常严重，致死率极高。②患者已过古稀之年，年高体弱，正气亏虚，抗病能力较弱。③患者在求治过程中，辗转周折，元神受损，更为加剧病情。叶天士在《温热论》中的这段话，或许对危重病症的调治有所启发："此时宜令病者，安舒静卧，以养阳气来复，旁人切勿惊惶，频频呼唤，扰其元神，使其烦躁"。

# 第十章

# 新冠肺炎舌象辨证要点专家共识

为进一步提高中医药在新冠肺炎疫情防控中的诊疗水平，世界中医药学会联合会舌象研究专业委员会针对新冠肺炎患者舌象进行深入研析、广泛探讨，形成《新冠肺炎舌象辨证要点专家共识》。共识指出，新冠肺炎属于中医"疫病"范畴，本病病因为感受疫戾之气；病位主要在肺，与脾胃关系密切，涉及其他脏腑；病机复杂，主要与湿密切相关，或寒或热，虚实夹杂；病程分为初期、中期、危重期、恢复期。舌象对疫病的临床诊治具有高度指导意义，故辨证论治应把握如下几个关键点。

## 一、辨邪气

临床发现，新冠肺炎患者舌象多呈腻苔之征，提示本病邪气与湿密切相关。苔白腻者，为寒湿；苔黄腻者，为湿热；苔腻兼燥者，为湿热化燥。见图10-1～图10-3。

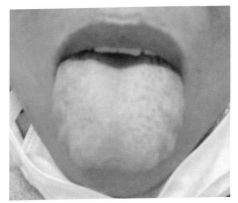

图10-1 舌质淡紫，苔白腻，辨为寒湿

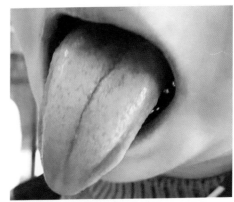

图10-2 舌质红，苔黄厚腻，辨为湿热

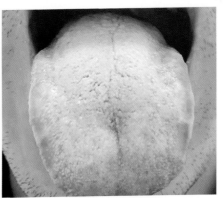

图10-3 舌质红，苔黄腻，舌根兼燥，辨为湿热化燥

## 二、辨寒热

寒热辨证应着重把握"舌质为本，舌苔为标"的原则。舌质淡者，病性属寒；舌质红者，病性属热。见图10-4、图10-5。

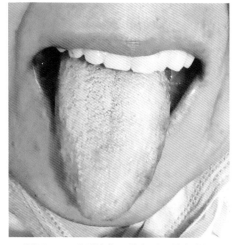

图10-4　舌质淡紫，苔白腻，辨为寒性

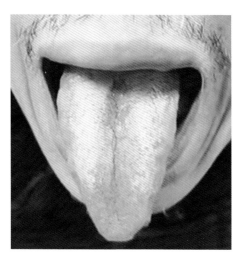

图10-5　舌质红，苔白略燥，辨为热性

## 三、辨邪气轻重

邪气轻重辨证应着眼于舌苔的厚薄。舌苔薄者，邪气轻；舌苔厚者，邪气重。见图10-6、图10-7。

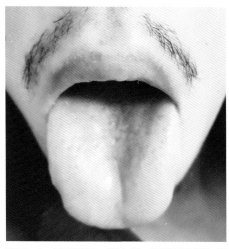

图10-6　舌质淡红，苔白腻，苔薄辨为邪气相对较轻

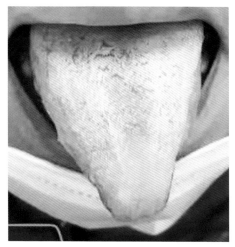

图10-7　舌质淡紫，苔白表面微黄厚偏干，苔厚辨为邪气较重

## 四、辨津伤程度

虽然本病与湿密切相关，但因本病具有邪气重、发病迅速的特点，容易出现不同程度的化热伤津、伤阴的病理状态，因此，津伤程度辨证应加以重视。舌苔润者，为津液未伤；舌苔燥、糙者，为津液已伤。见图10-8～图10-10。

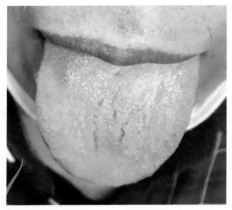

图10-8　舌质淡，苔前部白稍燥，裂纹，中后部白腻厚，辨为津液受伤

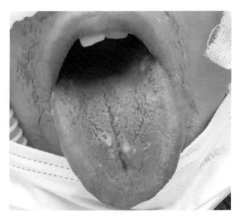

图10-9　舌质红，苔黄稍厚偏燥，裂纹，辨为津液受伤较为明显

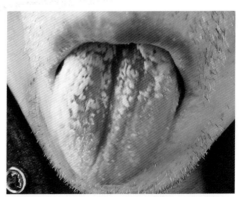

图10-10　舌质红绛少津，苔少干燥，辨为邪已化热伤阴

## 五、辨病程阶段

本病病程阶段辨证，应根据各地气候特点、患者病情变化而选择卫气营血辨证、三焦辨证、六经辨证等方法。初期可辨为卫气分证、上焦证、太阳经证；中期可辨为气分证、中焦证、少阳证、阳明证；危重期可辨为营血分证、下焦

证、三阴病；恢复期可按脏腑辨证辨为肺脾气虚证。见图 10-11～图 10-15。

（1）早期舌象　舌质淡红，苔白腻。见图 10-11。

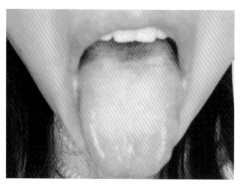

图10-11　早期舌象

（2）中期舌象　舌质红，苔白厚腻。见图 10-12。

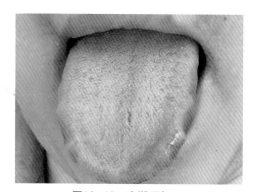

图10-12　中期舌象

（3）危重期舌象

① 舌质红绛少津，苔少干燥，为热入营血伤阴（热证）。见图 10-13。

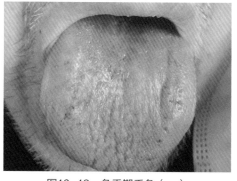

图10-13　危重期舌象（一）

② 舌质淡紫暗，苔白厚燥粗糙，为脾肾阳虚，邪入营血（寒证）。见图 10-14。

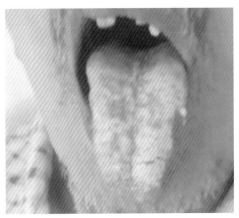

图10-14　危重期舌象（二）

（4）恢复期舌象　舌质淡，苔白薄腻，辨为肺脾气虚证。见图 10-15。

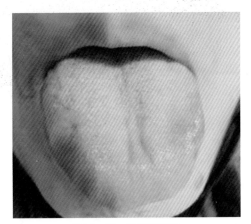

图10-15　恢复期舌象